LEÇONS

SUR LE

TRAITEMENT DES NÉVROSES

PAR

Le Dr E. C. SÉGUIN, (DE NEW-YORK)

Membre correspondant de la Société de Biologie de Paris
de la Société de Médecine interne de Berlin, etc.

TRADUIT DE L'ANGLAIS PAR L'AUTEUR

PRÉCÉDÉ D'UN AVANT-PROPOS DE M. LE PROFESSEUR CHARCOT

PARIS

OCTAVE DOIN, ÉDITEUR

8, PLACE DE L'ODÉON, 8

1893

LEÇONS

SUR LE

TRAITEMENT DES NÉVROSES

PAR

Le Dr E. C. SÉGUIN, (DE NEW-YORK)

Membre correspondant de la Société de Biologie de Paris
de la Société de Médecine interne de Berlin, etc.

TRADUIT DE L'ANGLAIS PAR L'AUTEUR

PRÉCÉDÉ D'UN AVANT-PROPOS DE M. LE PROFESSEUR CHARCOT

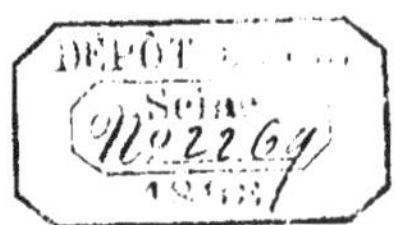

PARIS

OCTAVE DOIN, ÉDITEUR

8, PLACE DE L'ODÉON, 8

—

1893

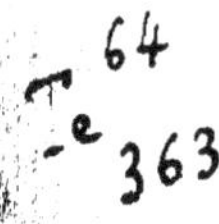

Je suis heureux de recommander au public
médical la traduction française des *Leçons* de M. le
Docteur E. Seguin, de New-York. Universellement
connu par ses travaux en neuropathologie, clinicien
habile, observateur judicieux, l'auteur y résume en
toute sincérité les enseignements d'ordre pratique
qu'il a su recueillir au cours d'une expérience considérable. Bien que M. Seguin n'ait envisagé dans ses
conférences que quelques points, à la vérité fort
importants, du traitement des névroses, j'estime que
médecins et étudiants liront avec profit, dans ce petit
livre auquel je souhaite pour ma part tout le succès
qu'il mérite d'obtenir, les sages et utiles conseils que
leur adresse ce très distingué neurologue.

J. M. CHARCOT.

Avril 1893

INTRODUCTION

La thérapeutique, tout le monde s'accorde à le reconnaître, est la fonction la plus élevée de la science médicale. Dans un certain sens, il est vrai que nous nous faisons médecins pour combattre la maladie, ce fléau de l'humanité, pour la vaincre complètement, en enrayer les progrès, ou bien pour soulager les souffrances des malades et des blessés incurables. L'éducation préparatoire et technique à laquelle nous nous soumettons dans ce but est très complexe; elle est coordonnée de manière à nous mettre à même de pratiquer avec succès l'art de guérir. Assurément, un bon diagnostic est le préliminaire indispen-sable de tout traitement rationnel; aussi tout médecin est-il en droit de se féliciter lorsqu'il a su porter un diagnostic exact dans un cas rare et obscur. Mais rien ne saurait égaler la légi-time satisfaction que nous donne (et cette satisfaction est par-tagée par notre malade et sa famille) l'heureuse réussite d'un traitement bien conduit ou le soulagement apporté aux dou-leurs d'un patient incurable.

Comment apprenons-nous la thérapeutique? Je m'exprime ainsi, messieurs, parce que je continue à apprendre cet art, parce que je compte l'étudier aussi longtemps que je prati-querai la médecine. Nous puisons cette instruction à plusieurs sources différentes, mais solidaires les unes des autres; en pre-mier lieu, on nous enseigne l'histoire naturelle, les caractères physiques et chimiques des substances médicamenteuses que nous aurons à utiliser : ceci constitue la matière médicale, ou,

1

pour mieux dire, la pharmacologie. Actuellement, dans beaucoup d'écoles de médecine, les élèves sont astreints à manipuler et à étudier eux-mêmes les plantes et les composés chimiques qui peuvent être employés comme médicaments. Cette étude objective est très précieuse, et si quelques-uns d'entre vous pouvaient passer une partie de leurs vacances dans les officines pharmaceutiques afin d'y parachever cette éducation pratique, ils seraient plus tard, j'en suis certain, largement dédommagés de leur peine. Cet enseignement élémentaire devrait comprendre (mais ce programme est rarement rempli) la connaissance pratique des questions relatives à l'alimentation et à l'hygiène, des agents thérapeutiques d'ordre physique, tels que l'hydrothérapie, le massage, la gymnastique, l'électrisation, etc. En second lieu, on nous enseigne les effets physiologiques des principaux remèdes étudiés chez les animaux et chez l'homme. Je regrette qu'il y ait si peu d'écoles de médecine possédant des chaires et des laboratoires spéciaux destinés à l'enseignement de ces importantes questions. Dans la plupart des écoles, cet enseignement se trouve morcelé et vous le recevez en partie du professeur de thérapeutique, en partie de vos maîtres en médecine clinique. Il est évident qu'un professeur de thérapeutique doit être en même temps un médecin possédant une expérience clinique étendue; son enseignement doit présenter un heureux assemblage des progrès accomplis dans le domaine de l'expérimentation et des résultats acquis en médecine pratique. Bien qu'à mon avis, les expériences faites sur l'homme, lorsqu'elles sont conduites avec méthode et soumises à une critique sévère, constituent le vrai criterium de la valeur d'un médicament, je ne partage pas l'opinion de ceux qui dédaignent systématiquement les notions fournies par le laboratoire et les expériences sur les animaux. Dans ce champ si fertile, mais aussi si incertain et si obscur, il nous faut de la lumière de tous les côtés, et nous devons établir les bases de l'expérimentation des nouveaux médicaments chez l'homme, sur la connaissance de leurs caractères chimiques et physiques et de leurs effets sur les appareils nerveux, circulatoires, etc., des animaux.

Telles sont, en général, l'étendue et la direction de vos études de thérapeutique, jusqu'au moment où vous subissez vos dernières épreuves pour le doctorat. Mais peu de temps après que vous avez commencé à exercer votre art, des doutes, des idées nouvelles, surgissent dans votre esprit; vous sentez le besoin d'acquérir des connaissances plus spéciales, plus précises, sur telle ou telle question de pratique; vous sentez aussi la nécessité d'apprendre des médecins ou des chirurgiens qui se sont occupés de certaines maladies pendant de longues années, les résultats de leur expérience en ce qui concerne la pathologie et les procédés de traitement de ces affections. Ces notions nouvelles vous sont nécessaires dans votre pratique journalière, elles vous servent de guide dans vos observations et vos essais personnels. Ces connaissances plus spéciales, supérieures en quelque sorte, vous les trouvez dans les journaux de médecine, dans les livres et les publications récentes, dans les cours et les leçons faits par des praticiens éminents, qui vous donnent le résumé de leurs longs et patients travaux. Je dois vous prévenir qu'en étudiant ainsi à fond les questions de thérapeutique, vous vous trouverez souvent en présence de données inutiles ou mal fondées. Vous aurez ainsi à exercer votre critique sur beaucoup de publications relatives à des médications nouvelles prématurées et entachées d'erreur; vous rencontrerez des thérapeutes optimistes, mais honnêtes, qui croient sincèrement que le médicament ou la méthode qu'ils préconisent réussit toujours. Enfin, il faudra vous garder de suivre sans discernement les marées périodiques des remèdes à la mode lancés par des industriels sans scrupules avec l'appui de médecins qui se sont laissés aller à un enthousiasme excessif pour quelques minces succès, quelquefois même dans un intérêt qui n'a rien de scientifique. Il vous faudra ici exercer beaucoup votre jugement et expérimenter vos remèdes avec prudence et avec modération; vous réussirez ainsi à démêler ce qui est bon de ce qui est mauvais dans cette masse de matériaux nouveaux et de valeur si disparate. Je vous recommande surtout, en présence d'un beau succès thérapeutique, de toujours songer à la contre-épreuve, d'examiner avec soin les cas dans lesquels la méthode a échoué, de ne pas apporter dans vos essais une confiance excessive et ne promettez pas d'avance à vos malades un résultat trop brillant. De cette manière, vous arriverez en temps opportun à une juste appréciation de vos méthodes de traitement,et vous vous épargnerez ainsi les reproches mérités de votre conscience, de vos confrères et de vos clients.

Les leçons que la bienveillante courtoisie de votre Société de médecine me permet de faire devant vous ne seront qu'une contribution modeste à l'enseignement élevé et excellent de cette université; vous y trouverez simplement le résumé de mon expérience déjà longue en ce qui concerne le traitement et, passez-moi le mot, le régime qu'il convient d'appliquer aux névroses, c'est-à-dire aux maladies nerveuses de nature fonctionnelle. — Il me serait impossible, évidemment, de traiter en trois leçons d'une manière méthodique un aussi vaste sujet; je me bornerai donc à vous présenter un exposé sommaire de ma pratique et de mes observations personnelles. Pour vous mettre à même d'en tirer profit, je me permettrai d'insister plus particulièrement sur quelques points relatifs à l'indication et au mode d'administration de certains médicaments. Je crois pouvoir vous promettre que les propositions qui vous seront soumises seront fondées seulement sur l'expérience clinique et non point sur des théories personnelles ou sur des doctrines à la mode. — C'est dans un esprit très impartial et sans craindre d'aller parfois à l'encontre des opinions les plus répandues, qu'il m'arrivera de vous présenter des remarques critiques à propos de certaines méthodes de traitement et de l'emploi abusif de certains médicaments.

Ainsi que je vous l'ai annoncé, ce cours comprendra trois leçons : dans la première, je vous exposerai avec quelques détails certaines particularités du traitement des névroses; dans la seconde, je vous parlerai de l'hygiène, du régime diététique et du traitement moral à opposer à ces névroses. La troisième leçon aura trait à l'emploi abusif de certains médicaments, et en particulier des bromures, de la morphine, de l'alcool, dans le traitement de ces affections. Ceci dit, entrons immédiatement en matière en abordant l'étude du traitement des névroses les plus communes, les plus importantes.

PREMIÈRE LEÇON

I. — ÉPILEPSIE

Cette terrible affection n'est pas une maladie autonome ; elle n'est, jusqu'à présent, qu'un syndrome que des conditions pathologiques assez diverses peuvent produire. Parmi les épilepsies symptomatiques de lésions organiques il en est qui dépendent d'altérations traumatiques ou inflammatoires de l'encéphale ; d'autres sont la conséquence de lésions intéressant le système périphérique (c'est-à-dire extra-encéphaliques) ; enfin il y a des épilepsies qui relèvent de certains états toxémiques, telles sont, par exemple, les épilepsies soit-disant urémiques, goutteuses, etc... En général il est facile de distinguer les cas qui se rapportent à chacune de ces variétés et, partant, d'instituer un traitement rationnel visant l'élément pathogène que l'analyse clinique a permis de dégager. Mais ces réserves étant faites, il reste encore beaucoup de cas d'épilepsie dans lesquels l'enquête la plus attentive ne révèle l'existence d'aucune lésion grossière, d'aucune toxémie. Ces faits constituent le groupe important des épilepsies idiopathiques. Ce groupe va se restreignant de jour en jour au fur et à mesure que la pathologie et la clinique progressent et se perfectionnent. Il existe encore d'autres cas dans lesquels l'épilepsie garde, pendant des mois et des années, toutes les apparences de l'épilepsie idiopathique ; mais, après un laps de temps variable, on voit surgir des symptômes caractéristiques d'une lésion cérébrale qui doivent faire classer ces cas dans la catégorie des épilepsies symptomatiques. A ce propos je puis vous citer le cas de la femme d'un médecin américain, soignée pendant plusieurs années par M. Brown-Séquard et qui avait été examinée à plusieurs reprises par des cliniciens éminents. Elle était sujette à des attaques, précédées ordinairement d'une aura épigastrique ascendante, dont les caractères répondaient exactement au type vulgaire du grand et du petit mal. Les convulsions, toniques d'abord puis cloniques, se montraient bilatérales. Dans les crises de petit mal, les principaux symptômes étaient : la fixité du regard, la salivation, les mouvements automatiques de déglutition, accompagnés de perte complète de la connaissance. La malade avait la physionomie et l'état mental des épileptiques vulgaires ; cependant, à l'époque où je vis cette personne, je pus constater l'existence de certains *hémi-symptômes* (1) (engourdissement, anesthésie, paralysie du côté droit) ; puis il me fut possible de suivre pas à pas le développement d'une neuro-rétinite. A l'autopsie nous trouvâmes un gliome de la couche optique et de la partie postérieure de la capsule interne du côté gauche. J'ai la conviction que cette tumeur avait existé dès le commencement des accidents épileptiques, qu'elle s'était développée d'abord très lentement pendant plusieurs années et qu'elle avait pris un accroissement très rapide dans les derniers mois de la vie. Vous le voyez, nos moyens actuels de diagnostic sont encore bien imparfaits, et tel cas d'épilepsie peut paraître, durant un temps plus ou moins long, de nature idiopathique et se ranger nettement plus tard dans la catégorie des épilepsies symptomatiques.

Dans l'épilepsie idiopathique elle-même, un observateur attentif peut remarquer un certain nombre d'indices, de signes ou stigmates dont il faut tenir compte mais dont il est bien difficile de préciser l'importance au point de vue pathogénique ; c'est ainsi que l'on retrouve chez beaucoup d'épileptiques des antécédents héréditaires très divers ; on a même noté dans quelques cas une hérédité similaire. Parmi les ascendants du malade, on trouve des sujets débauchés, s'adonnant aux excès sexuels ou alcooliques, des syphilitiques, des individus débilités par les privations et la misère. Souvent le malade est microcéphale ou bien il présente une forte asymétrie cranienne ou faciale ; ses dents sont incomplètes ou déformées ; son squelette présente les marques du rachitisme. D'autrefois il est hydrocéphale ; enfin on peut retrouver sur le

---

(1) Ce mot n'est pas français, mais il est d'une grande commodité pour l'étude scientifique des maladies nerveuses ; il indique, dans un sens général, l'ensemble des symptômes qui peuvent se montrer dans une moitié du corps tels que l'hémispasme, l'hémiplégie, l'hémianesthésie, l'hémidrose, l'hémiopie [E. C. S].

crâne les traces d'un traumatisme obstétrical. Dans quelques cas
on apprend que le sujet est né en état d'asphyxie, avec ou sans
convulsions. Parmi les conditions anatomiques qu'on a incriminées,
je dois vous citer encore les malformations des organes de la vision
(vices de réfraction, faiblesse musculaire) ; mais nous devons nous
tenir à cet égard dans une très grande réserve. Il en est de même
du développement imparfait des ovaires et de l'uterus, des maladies
organiques du cœur, etc. La masturbation précoce et invétérée,
l'abus des boissons alcooliques et du tabac, peuvent certainement
favoriser l'éclosion de l'épilepsie chez certains sujets prédisposés.
On a également accusé les grandes maladies infectieuses, les
éclampsies accidentelles (toxiques, réflexes ou fébriles) chez les
jeunes enfants. Dans ce dernier cas on peut voir les convulsions se
reproduire après plusieurs mois ou même plusieurs années d'un
état de santé en apparence normal ; bientôt les crises se répètent
à des intervalles de plus en plus rapprochés, et le médecin recon-
naît alors qu'il s'agit d'une épilepsie confirmée. Il est permis de
soupçonner chez ces malades l'existence d'une lésion, d'un traumatisme cérébral qui a pu déterminer, accompagner ou suivre la
première attaque éclamptique, mais on ne saurait fournir la preuve
de sa réalité. En outre, il ne faut pas oublier que beaucoup de
sujets qui, ultérieurement, ne présenteront plus de convulsions ont
eu une ou plusieurs attaques d'éclampsie dans cette période du
premier âge que j'ai nommée la période éclamptique de l'enfance (1). Ici, comme dans beaucoup d'autres circonstances l'élément
héréditaire joue un rôle important, son absence ou son intervention
peuvent expliquer les différences observées.

Je vous ai exposé en détail les diverses particularités pathologiques qu'on peut observer chez les individus atteints d'épilepsie
idiopathique parce qu'elles peuvent quelquefois servir de base
à une médication adjuvante mais rationnelle. Dans les faits de cet
ordre il faut, tout en appliquant méthodiquement le traitement
classique et fondamental de l'épilepsie, rechercher avec soin et
tendre à supprimer ces conditions pathologiques d'ordre secondaire.
Un épileptique peut présenter simultanément, par exemple, des
défauts oculaires, de la dysménorrhée, des troubles digestifs, et
chacun de ces éléments morbides peut jouer un certain rôle dans
la genèse des *attaques*; je dis des *attaques* parce que la véritable
cause (*causa vera*) de la maladie elle-même est bien plus profonde.

---

(1) Voir le *New-York médical Journal*, volume XX. On the early recogni-
tion of epilepsy, *Opera minora* New-Yorck 1884, p. 349.

Par contre les causes provocatrices ou occasionnelles des accès, une observation attentive et prolongée peut les déceler.

J'ai insisté sur ces différents états morbides qui peuvent accompagner l'épilepsie ; mais il ne faudrait point, pour cela, attacher à aucun d'eux une importance exagérée, car vous seriez conduits par là à traiter l'épilepsie d'une manière étroite et irrationnelle. Nous assistons à l'heure actuelle (1) à l'effondrement d'une tentative de ce genre. Il y a quelques années un ophtalmologiste (2) très distingué se persuada que, dans un très grand nombre de cas, la fatigue oculaire (3) était la vraie cause (*causa vera*) de l'épilepsie, et, ce principe étant admis, il fut conduit à plier ses observations cliniques, à subordonner les faits à cette théorie pathogénique étroite et préconçue de cette névrose.

M. Stevens a donc traité un très grand nombre de malades, leur interdisant l'usage des bromures, leur faisant porter des lunettes, coupant sans hésiter les tendons de leurs muscles oculaires afin de corriger les défauts de leur appareil optique. Quels furent les résultats ?

Ce fut d'abord, comme il advient ordinairement en pareil cas, un enthousiasme aveugle ; cinquante pour cent des malades furent donnés comme « guéris » (4). Vous vous imaginez aisément quel fut l'étonnement du corps médical devant une pareille assertion. Cependant ni l'inventeur de ce traitement ni ses élèves n'ont pas publié depuis lors un seul cas de guérison (5).

---

(1) Aux États-Unis.

(2) Georges T. Stevens, in *New-Yorck méd. Journ.*, 16 avril 1887.

(3) Il est assez difficile de rendre en français l'excellent mot composé anglais *eye strain* ; je pense que l'expression que j'ai adoptée, fatigue oculaire, exprime mieux l'idée de l'auteur que les termes défauts oculaires, épuisement oculaire, etc.

(4) G. Stevens, *loc. cit.*

(5) M. le professeur A.-L. Ramey est un fervent adepte de la théorie oculaire de l'épilepsie préconisée par M. Stevens. Après avoir traité un grand nombre de malades par la méthode de Stevens, ce clinicien a résumé de la façon suivante, dans son excellent livre intitulé *Lectures on the nervous diseases* (New-York, 1888 ; p.482), les résultats de sa pratique : « La persistance des attaques pendant plusieurs années ne rend pas la guérison impossible ; à l'appui de cette assertion je puis citer trois cas que j'ai observés personnellement et dans lesquels les crises convulsives ont été supprimées, du moins jusqu'à présent, à la suite des ténétomies que j'ai pratiquées sur les muscles oculaires ; les trois malades dont il s'agit avaient été soumis sans aucun avantage à la médication bromurée avant d'être confiés à mes soins. Il y a actuellement deux ans que deux de ces malades n'ont pas pris de bromure et n'ont plus eu d'attaques ; le troisième n'a pas eu de crises depuis plusieurs mois. »

L'auteur ne dit pas expressément que ces malades ont été guéris ; sa réserve est sage, car quiconque connaît bien l'histoire naturelle de l'épilepsie n'ignore pas que dans quelques cas, rares à la vérité, on observe de très longs intervalles entre les séries d'attaques, et cela en dehors de toute action thérapeutique. On ne

Cette méthode de traitement a été soumise à l'examen d'une
commission nommée par la New-York Neurological Society; après
deux ans d'observations faites conjointement avec M. Stevens, elle
a présenté son rapport en novembre 1889. Sur neuf malades dont le
traitement fut suivi assez longtemps pour que l'expérience fût jugée
complète, pas un seul ne fut guéri ni même notablement amélioré.
Dans trois cas il y eut une certaine amélioration. Il faut ajouter que
plusieurs sujets, qui ne figurent pas dans cette statistique parce
qu'ils n'avaient pas suivi le traitement pendant quatre mois consé-
cutifs, se sont retirés à cause de l'aggravation de leur état. Un de
ces malades, que j'ai observé moi-même, aurait probablement suc-
combé à l'état de mal s'il n'avait pas repris la médication par les
bromures. La question est donc tranchée; le traitement des défauts
oculaires des épileptiques ne guérit pas l'épilepsie; toutefois il paraît être susceptible de restreindre dans une certaine mesure l'efficacité des causes provocatrices des attaques. En dépit des conclu-
sions formulées dans ce rapport (1), cette méthode, irrationnelle et
nuisible lorsqu'on l'applique sans discernement, est encore employée journellement. On supprime les bromures, et, pour réaliser
un équilibre impossible (?) entre les différents muscles de l'œil, on
met leurs tendons en coupes réglées, on prescrit des lunettes, etc.
— Il faudra encore un certain temps pour que ce traitement local
soit mis à sa vraie place. Les défauts de l'appareil oculaire des épileptiques do.vent être corrigés, mais les états morbides de l'estomac, des ovaires, du prépuce, etc., demandent aussi à être sup-
primés. De ces organes mal conformés, ou altérés à des degrés
divers, partent des excitations qui peuvent produire des attaques
et qui doivent évidemment être annihilées; mais de là à « guérir »
l'épilepsie la distance est grande, et, tout en s'opposant à ces
causes d'excitation, il faut bien se garder de suspendre, au moins
entièrement, l'usage des bromures. Les mêmes critiques s'adres-
sent à un autre mode de traitement de l'épilepsie et de l'hystéro-
épilepsie, et qui, fort heureusement, est en train de tomber en dis-
crédit, je veux parler de l'ablation d'un ou de deux ovaires. Que
de mutilations inutiles ont été ainsi pratiquées sous la pression
de l'autorité médicale et à la faveur de l'attrait qu'exercent sur le
vulgaire les choses nouvelles et les belles promesses! Nul doute

---

doit publier comme exemple de guérison de l'épilepsie que les cas dans lesquels
cinq années au moins se sont écoulées sans qu'aucune espèce de manifestation
épileptique, convulsive ou autre se soit produite.

(1) Voir le rapport de la Commission (rapport incomplet et non officiel) dans
le *Journal of nervus and mental diseases*. Nov. 1889. New-York.

que la castration ne se trouve parfois justifiée ; on cite en effet quelques exemples d'hystéro-épilepsie améliorés par cette opération ; mais il faut la réserver pour le petit nombre des cas où elle est indiquée d'une manière évidente et très précise, et ne jamais la proposer comme dernière ressource, en faisant miroiter aux yeux du malade de vagues espérances ou sous prétexte qu'il faut intervenir à tout prix.

Ainsi donc, vous le voyez, messieurs, le traitement de l'épilepsie que je préconise est, à l'heure actuelle, aussi rationnel que possible ; il est basé sur l'examen minutieux du malade, il doit tendre à supprimer toutes les causes d'irritation que cet examen révèle.

La question de l'hygiène des épileptiques se rattache à cette partie du traitement, mais c'est là un sujet dont je vous parlerai plus longuement dans une autre conférence.

Nous allons examiner maintenant le traitement routinier, passez-moi l'expression, et palliatif de l'épilepsie, traitement aussi nécessaire dans les cas d'épilepsie symptomatique que dans l'épilepsie dite essentielle. Il consiste dans l'emploi systématique des bromures associés aux autres médicaments anticonvulsifs. Sur cette question je puis vous faire profiter de l'expérience que j'ai acquise au cours d'une pratique déjà longue en ce qui concerne ces divers médicaments et leurs modes d'administration. Ce traitement, je ne vous le dissimulerai pas, a ses désavantages ; il est parfois infidèle, et je m'efforcerai de vous mettre à même d'en retirer le plus de succès possible. Sa mise en œuvre exigera beaucoup de soin et beaucoup de tact de votre part, ainsi qu'une collaboration intelligente et persévérante de la part de vos malades. — Je professe sur la curabilité de l'épilepsie idiopathique une opinion pessimiste ; je n'ai pas encore publié de cas de guérison, bien que je possède des observations. Parmi les malades que je traite actuellement, il en est qui n'ont présenté aucune manifestation épileptique depuis un laps de temps qui varie de onze mois à trois ans. Mais, il y a à peine un an, une de mes anciennes malades m'écrivait qu'elle avait eu une rechute après être restée onze années consécutives (dont plusieurs sans traitement) indemne de tout accident. D'autres ont vu leurs accès reparaître après sept, cinq, et beaucoup après deux ans d'immunité complète. Dans tous ces cas le traitement bromuré avait été interrompu quelquefois par mes ordres, quelquefois aussi par le malade lui-même.

Le traitement bromuré longtemps continué peut-il guérir l'épilepsie ? C'est là une question à laquelle on peut, je crois, répondre par l'affirmative ; mais on n'obtient guère, hélas ! cet heureux résultat que dans un nombre de cas excessivement restreint. La plupart des faits de guérison que vous rencontrez dans vos lectures ou dont vous entendrez parler ont été publiés prématurément (cette remarque s'applique plus particulièrement aux cas qui ont été traités par des moyens chirurgicaux). J'estime que, pour ce qui est des malades traités médicalement, il faut au moins, avant de déclarer la guérison obtenue, laisser passer une période de cinq années libre de toute manifestation épileptique et à la condition qu'on ait abaissé graduellement les doses durant la quatrième année, et supprimé le traitement pendant la cinquième. Pour ce qui est des cas traités chirurgicalement il serait sage d'attendre au moins deux ans avant de les ranger dans la catégorie des guérisons définitives. Combien y a-t-il d'observateurs qui aient contrôlé leurs résultats avec autant de réserve ?

TRAITEMENT SYSTÉMATIQUE DE L'ÉPILEPSIE PAR LES BROMURES

Lorsque vous entreprendrez le traitement d'un cas d'épilepsie vous devrez stipuler qu'on vous accordera tout le temps nécessaire à l'étude approfondie du malade ainsi qu'un nombre de visites ou de consultations suffisant pour pouvoir régler les doses du médicament, organiser l'hygiène du sujet, etc., etc.

Tout d'abord vous devrez vous rappeler que le traitement bromuré que vous allez instituer s'adresse non point à une maladie ou à une entité morbide autonome, mais bien à un individu dont l'excitabilité de certaines parties de son système nerveux doit être abaissée jusqu'à un certain point. La sensibilité des différents sujets à l'action des bromures varie beaucoup. Ces deux considérations vous feront bien comprendre combien il faut de soins pour déterminer la dose convenable à tel ou tel malade donné. L'expérimentation doit quelquefois être prolongée un mois ou deux ; c'est pourquoi je me suis fait une règle d'obliger les épileptiques qui habitent loin de New-York d'y séjourner pendant un mois ou deux et de me rendre visite deux fois par semaine au début de leur traitement. Je puis vous affirmer que la pratique qui consiste à voir un épileptique une fois et à lui prescrire d'emblée un traitement définitif est répréhensible. En pareil cas ou bien le sujet absorbe des doses insuffisantes et il continue à avoir des attaques, ou bien, absorbant une trop grande quantité de médicament, il ne tarde pas à être atteint de bromisme avec ses déplorables consé-

quences. Dans les deux cas le traitement échoue et le malade
garde justement rancune pour son insuccès au médecin et au médicament.

Permettez-moi de vous exposer quelques règles relatives au
dosage des bromures, règles que j'ai formulées d'après mon expérience personnelle, mes succès et mes erreurs. Nos erreurs nous
sont en effet profitables et c'est un des devoirs du professeur d'indiquer à ses élèves celles qu'il a commises et les enseignements
qu'il en a tirés.

a). La résistance à l'action des bromures est extrêmement variable suivant les individus ; j'ai vu une femme adulte atteinte de
bromisme après avoir absorbé pendant une semaine ou deux une
dose quotidienne de 2 grammes de bromure de sodium ; par contre,
il m'est arrivé de prescrire jusqu'à 10 grammes de bromure par
jour à une jeune fille âgée de 15 ans, et de 10 à 13 gr. 50 à un
jeune homme de 20 ans sans qu'aucun effet toxique s'ensuivit. Ces
différences individuelles extrêmes nous conseillent d'être prudents.

b). Les enfants, les tout jeunes enfants en particulier, suppor-
tent, toute proportion gardée, des doses beaucoup plus élevées que
les adultes (ce qui est également vrai pour les iodures). Beaucoup
de jeunes épileptiques, âgés de 2 à 6 ans, doivent prendre 2 gr. 75
à 4 grammes par jour pour obtenir la cessation des attaques sans
que de pareilles doses déterminent des accidents de bromisme. Il
est probable que chez eux les sels sont absorbés et excrétés plus
rapidement et plus complètement que chez les adultes.

c). Il existe chez les sujets adultes une relation proportionnelle
entre le poids de l'individu et sa résistance aux médicaments en
général, aux bromures en particulier. La malade dont je vous parlais tout à l'heure et qui fut affectée de bromisme pour avoir pris
2 grammes de bromure par jour était de taille exiguë et de com-
plexion délicate. Ce fait est bien connu, et il est de règle, vous le
savez, de peser les animaux dans les expériences de laboratoire ;
les médecins ont le tort de ne pas en faire l'application à leurs
malades ; il est vrai que cette règle a ses exceptions, mais en pratique on doit en tirer parti.

d). Les affections organiques du cœur, ou simplement la faiblesse de cet organe, lorsqu'elles déterminent un ralentissement
dans la circulation, un abaissement de la tension artérielle, diminuent ordinairement la résistance aux bromures. Vous devrez donc,
de toute nécessité, examiner attentivement le cœur et les vaisseaux
de votre malade lors de la première consultation et, le cas échéant,
associer la digitale aux doses de bromure que vous prescrirez.

e). Les lésions organiques du cerveau facilitent l'apparition des accidents de bromisme, il faut donc se montrer très circonspect lorsqu'on administre le bromure à des sujets atteints d'épilepsie symptomatique. Le bromisme survient quelquefois très rapidement en pareil cas, même en usant de doses modérées, et les accidents qui lui sont propres peuvent obscurcir le diagnostic et faire porter bien à tort un pronostic fatal à brève échéance.

f). Les éruptions (l'acné en particulier) ne doivent pas nous servir de guide pour le dosage des bromures. Le développement de l'acné dépend moins de la quantité de bromure absorbé que de certaines conditions inhérentes au malade, telles que, par exemple, un état anormal de la peau avec activité excessive des glandes sébacées, ou bien l'excrétion insuffisante des sels de brome par les autres émonctoires. Pareillement à ce que l'on observe en matière de médication iodurée, un malade présente une abondante éruption d'acné qui n'absorbe que de faibles doses de bromures, et inversement. Chez beaucoup de sujets fort heureusement l'éruption acnéique se montre particulièrement dans le dos et sur la poitrine. Il est possible d'atténuer l'éruption acnéique mais non de la faire disparaître complètement en administrant les bromures dilués dans une grande quantité d'eau alcaline et en prescrivant de temps en temps d'assez fortes doses d'arsenic. Dans un très petit nombre de cas les bromures peuvent produire l'apparition d'une éruption d'acné confluente siégeant ordinairement sur les bras et les jambes, aboutissant à une lésion que j'ai désignée du nom d'*ulcus elevatum* (1). Dans ces faits, heureusement fort rares, il faut avoir recours à d'autres médicaments antiépileptiques dont je vous entretiendrai plus loin.

g). Le début du bromisme est marqué par la perte du réflexe pharyngien (c'est là un premier signe qu'il faut s'efforcer d'obtenir chez les épileptiques en traitement), par des somnolences, de la faiblesse musculaire, une démarche chancelante ; la physionomie du sujet devient atone, sans expression ; on note parfois même un certain degré de démence, des troubles du langage, l'augmentation du réflexe patellaire, de la parésie cardiaque avec diminution marquée de la tension artérielle, une fétidité spéciale de l'haleine ; la langue est recouverte d'un enduit épais ; il y a de l'anorexie. A un degré plus avancé des hallucinations visuelles et auditives se produisent, accompagnées d'un délire quelquefois très actif ; la parole

---

(1) *Opera minora*, p. 629.

s'embarrasse par perte de la mémoire des mots, ou par logoplégie ; la langue devient sèche, noirâtre, et dans cet état typhoïde le malade peut succomber. Dans une autre leçon je vous parlerai du bromisme considéré dans ses rapports avec le diagnostic et le pronostic.

Lorsqu'on traite un cas d'épilepsie idiopathique il faut chercher à produire et à maintenir chez le patient un degré minimum de bromisme ; aussi faut-il surveiller avec un soin extrême les effets des premières prescriptions et par la suite modifier les doses comme il convient. Je ne sais si je me trompe, mais j'estime qu'un des résultats les plus difficiles à obtenir en médecine pratique est celui qui consiste à tenir un malade pendant plusieurs années au degré voulu de bromisme thérapeutique sans produire de véritables effets toxiques et sans jamais permettre au système nerveux de regagner une excitabilité suffisante pour que les attaques reparaissent à la faveur et sous l'influence des causes accidentelles. Dans certains cas en effet il est impossible d'atteindre cet état désirable de saturation moyenne parce qu'il existe dans l'état du malade ou dans ses habitudes telles conditions qui déterminent des oscillations inattendues dans l'action du médicament. Vous entendrez fréquemment les parents d'enfants épileptiques refuser le traitement bromuré sous prétexte qu'il est susceptible de produire la démence et la folie ; ma réponse à cette accusation est celle-ci : plus de vingt ans avant l'emploi des bromures en médecine on savait déjà que la démence et la folie sont des modes de terminaison fréquents du mal comitial : c'est là une des conséquences inévitables, naturelles de la maladie, et je ne crois pas qu'on observe aujourd'hui plus de cas de démence épileptique qu'on en rencontrait il y a cinquante ans. Il est même probable que les faits de cet ordre sont moins nombreux à l'époque actuelle, car nous disposons de plus de moyens que n'en possédaient nos prédécesseurs pour améliorer et quelquefois même guérir l'épilepsie ; pour ma part, j'ai la conviction qu'un traitement bromuré judicieusement conduit ne provoque ni ne hâte l'apparition de la démence chez les épileptiques.

h). Arrivons maintenant au choix du bromure et au mode d'administration. J'estime, et mon opinion repose sur une expérience déjà considérable, que le mieux est de n'employer qu'un seul sel de brome et de l'administrer simplement en solution aqueuse. Je ne suis pas convaincu que les différentes espèces de bromures diffèrent beaucoup dans leurs effets antiépileptiques, ni qu'il y ait aucun avantage à les associer dans une même formule (1).

---

(1) S'il existe une différence chimique, elle est en faveur du bromure de

Il m'a semblé que le bromure de sodium était moins irritant pour l'appareil digestif; de plus, lorqu'il est fortement dilué, il a l'avantage d'être à peu près insipide. Le bromure de potassium, en même temps qu'il agit par le brome qu'il contient, détermine sur le cœur une action dépressive notable due au potassium. Il y a longtemps que j'ai cessé de faire usage des formules compliquées qui étaient et sont encore à la mode aujourd'hui (la célèbre ordonnance de Brown-Séquard et autres); j'emploie simplement une solution aqueuse. Autrefois, ayant déjà à traiter un nombre considérable d'épileptiques, soit dans ma clientèle, soit dans mon service hospitalier, je me servais d'une solution contenant 15 grains anglais de sel par cuillerée à café d'eau. En 1884, lorsque j'ai commencé à faire usage du système métrique, j'ai pu conserver la même formule, car par une curieuse coïncidence, chaque cuillerée de la solution susindiquée contenait 1 gramme de bromure. C'est en suivant méthodiquement le traitement d'un grand nombre d'épileptiques que j'ai reconnu l'avantage qu'il y a à faire usage d'une solution ainsi titrée. On peut varier les doses à l'infini, et il devient facile de savoir quelle est la dose de bromure que prend chaque malade : autant de cuillerées autant de grammes. La formule est celle-ci :

    Bromure de sodium (ou autre).......   45 grammes.
    Eau filtrée........................   200 grammes.

Les erreurs de dosage qui dépendent du degré de réplétion complète ou incomplète de la cuiller sont minimes et négligeables en pratique : elles ne peuvent depasser 0.10 à 0.12 pour chaque dose.

D'ailleurs ces erreurs perdent toute importance si l'on réfléchit que l'effet de la médication sur le malade n'est pas déterminé *à priori* par le nombre de cuillerées ou par le nombre exact de centigrammes, mais qu'il est établi expérimentalement en prescrivant des doses croissantes ou décroissantes.

Comme il est extrêmement important que chaque malade emploie une mesure uniforme et exacte, je proscris l'usage de la cuiller et je fais donner les doses dans un verre ou un tube gradué par cuillerées et demi-cuillerées, autrement dit par grammes et demi-grammes ; ce détail a d'autant plus d'importance que la capacité des cuillers à café est très variable.

---

sodium ; un atome de ce sel contient 78 % de brome, tandis qu'un atome de bromure de potassium n'en contient que 53 %.

Les médicaments accessoires, tels qu' la belladone. l'arsenic, la digitale, la voix vomique, etc., doivent être administrés séparément afin que leur dosage puisse être modifié sans toucher aux doses de bromure.

Pour ce qui est du liquide à utiliser comme véhicule du bromure je puis dire que beaucoup de malades m'ont su gré d'avoir exclu de mes ordonnances les sirops, les amers et même les eaux aromatisées.

La même formule peut servir à l'administration des autres bromures solubles; toutefois le bromure de zinc et le monobromure de camphre doivent être donnés en capsules ou en pilules.

i). Ce qu'il y a peut-être de plus original dans ma méthode d'administration des bromures, c'est que chaque dose doit être largement diluée. Je pense que l'irritation gastrique dont quelques médecins parlent comme d'un obstacle au traitement bromuré provient, pour une grande part, de ce qu'ils donnent des doses de 1, 2 et même 3 grammes dans un quart ou un demi-verre d'eau.

J'ai vu des malades à qui leurs médecins avaient conseillé de prendre leur dose de bromure dans 30 grammes d'eau seulement.

Pour moi, je recommande à mes malades de prendre les doses moyennes jusqu'à 2 grammes dans un demi-(grand) verre d'eau, et dans un verre entier s'il s'agit d'une forte dose de 2 à 4 grammes, et j'ajoute que, dans tous les cas, la solution doit être bue lentement. A ce degré de dilution, le goût salé du médicament est à peine perceptible, et je crois qu'il est rapidement absorbé même par un estomac délicat. Je puis du moins vous assurer que mes épileptiques se plaignent rarement de troubles gastriques.

Il y a un choix à faire entre les différents liquides qui peuvent servir à diluer les doses de bromure. Une bonne eau ordinaire suffit généralement, mais je crois qu'une eau faiblement alcaline rend plus rapide et plus facile l'absorption du médicament et empêche sa décomposition dans l'estomac (1). Pour ces raisons je prescris souvent l'usage d'une eau artificielle ou naturelle de Vichy par exemple ou de telles autres sources alcalines. Aux malades pauvres je conseille de jeter avec la dose de bromure une pincée (1 à 2 gr.) de bicarbonate de soude dans un grand verre d'eau (2).

---

(1) Pour plus de détails relatifs à l'utilité d'une eau alcaline comme véhicule de divers médicaments, voyez *Archives of medecine* (New-York), vol. VI, août 1881, et aussi mes *Opera minora*, p. 259.

(2) A New-York, nous nous servons beaucoup de deux sources contenant de faibles quantités de bicarbonate de soude et de carbonate de lithine : les eaux « Buffalo » et « Londonderry ». Récemment une compagnie a été orga-

Les bromures, de même que les iodures, peuvent aussi être donnés avec avantage en solution dans du lait; c'est là un mode d'administration que j'utilise fréquemment chez les jeunes enfants.

j). *Heure de la prise des médicaments*. — L'heure de prédilection varie d'un cas à l'autre et il convient de ne fixer cette heure qu'après une étude attentive des symptômes et en particulier des moments d'apparition des attaques. C'est en partie pour cette raison que, dès les premières visites du malade, vous devez chercher à dresser (avec l'aide de ses parents ou des personnes de son entourage) le tableau des attaques précédentes. Il faut autant que possible construire un graphique indiquant la fréquence et l'ordre de succession des différentes formes des attaques : grandes crises, petit mal, absences, etc.

Il est rare qu'on puisse établir ainsi un état exact des attaques remontant à plus de quelques semaines ou de quelques jours, car ce n'est qu'exceptionnellement que l'épileptique prend note de ses crises, sans compter que ses souvenirs et ceux de ses parents n'ont pas grande valeur. Mais, à mesure que la maladie évoluera sous votre observation, vous pourrez construire le tableau; il vous sera d'une grande utilité dans le cours du traitement longtemps prolongé que ces cas exigent (1).

Une première règle générale : le nombre des doses quotidiennes doit être aussi restreint que possible. On évite ainsi des interruptions fâcheuses dans le travail des écoliers et dans les occupations des adultes; enfin elle permet quelquefois au malade de tenir secret le traitement auquel il est soumis.

Une deuxième règle : donner toute ou presque toute la dose de bromure efficace 4 ou 6 heures avant le moment d'apparition éventuel des attaques (consulter à ce sujet le tableau des attaques), à peu près comme on administre la quinine contre les accès de

---

nisée, qui nous fournit à des prix très raisonnables de l'eau distillée gazeuse ou « morte » et les mêmes additionnées de carbonate de lithine à 1/5000. Ces eaux rendront, je crois, de réels services en médecine ; elles ont aussi leur avantage pour l'alimentation journalière.

(1) Je donne à chacun de mes épileptiques ou plus souvent à un parent, un petit tableau imprimé où se trouvent autant de carrés qu'il y a de jours dans l'année. Ce tableau est assez petit pour être mis dans un portefeuille et suffisant pour la notation des attaques pendant une année entière. On peut indiquer approximativement les heures des attaques, mais en général je fais noter séparément cette indication sur une feuille de papier ou dans un petit carnet, lorsqu'il me paraît important de savoir au juste comment se répartissent les crises dans les 24 heures. Le malade apporte son tableau et ses notes à chaque visite, et souvent j'y trouve des indications importantes. Aux femmes je recommande de tracer une lettre M correspondant au jour d'apparition des règles et de marquer d'un trait continu les jours cataméniaux.

fièvre intermittente. Parfois toutes les crises, sans exception, ont lieu la nuit entre 10 heures du soir et 7 heures du matin. En pareil cas je prescris d'administrer tout le bromure des vingt-quatre heures en une seule dose de 3 à 4 grammes ou même quelquefois 8 à 10 grammes après le repas du soir, et, lorsque les attaques ne se produisent qu'après minuit, au moment du coucher (vers 9 ou 10 heures). Si les attaques apparaissent aux premières heures du jour je recommande quelquefois de réveiller le malade pour lui faire prendre en temps opportun tout ou partie de la dose quoti-dienne. Assez souvent les attaques sont diurnes et nocturnes; mais, si elles se groupent avec une certaine régularité, je fais donner la plus forte dose quatre ou six heures avant le moment le plus critique. Ainsi j'ordonne pour un homme adulte, deux cuillerées de la solution titrée (2 gr.) au réveil et deux, trois ou même quatre cuillerées (autant de grammes), après le repas du soir ou inversement selon le cas. Ces deux doses maintiennent le sujet dans un état de bromisme thérapeutique variable mais plus profond aux heures où les attaques sont le plus à craindre. Il y a aussi des cas dans lesquels les crises se montrent on ne peut plus irrégulières. Si l'on examine le tableau des crises on voit qu'elles se produisent à n'importe quelle heure. Dans ces circonstances défavorables je donne le bromure en trois ou quatre doses à peu près égales et à des intervalles réguliers. Presque toujours je fais donner la première dose au premier réveil, afin d'obtenir aussitôt que possible l'effet du bromure. Je dois ici vous faire remarquer que, si la plupart des malades prennent à pareille heure facilement et même avec plaisir, leur dose de bromure très diluée, celle-ci provoque chez quelques personnes des phénomènes d'irritation gastrique. Il faut alors n'administrer le médicament qu'après que le malade a mangé. Les autres doses du jour, je les prescris aussi après les repas, celle qui est donnée à l'heure du coucher étant exceptée.

Une petite remarque qui a bien son importance pratique et qui doit prendre place ici : il y a souvent avantage à ajouter à la dose du réveil, du sel de Carlsbad, de la noix vomique, de la digi-tale, etc., suivant les indications.

Pour les malades que leurs occupations obligent à voyager, et aussi pour ceux qui n'ont à prendre qu'une seule dose en se couchant, il est plus pratique de faire préparer des paquets de bromure en poudre contenant la dose indiquée. Le bromure de sodium, il est vrai, est déliquescent, mais il est facile d'obvier à cet inconvénient en enveloppant le sel dans du papier ciré, ou en le conservant dans une boîte de métal soigneusement fermée. Ces malades peuvent aussi se servir des sels effervescents de potassium ou de lithium en flacons, pour préparer le verre d'eau alcaline dans lequel ils doivent faire dissoudre la poudre de bromure.

Ayant ainsi réglé le mode d'administration et de répartition de la dose quotidienne de bromure, nous allons aborder la question de la réglementation des doses d'un jour à l'autre, d'une semaine à la semaine suivante, etc. Dans certains cas, en particulier lorsqu'il s'agit du *grand mal* et que les attaques apparaissent seulement pendant la nuit, après avoir déterminé expérimentalement la dose nécessaire pour obtenir l'état de bromisme thérapeutique, il n'y a pas de raisons de modifier les doses durant des mois ou même des années. J'ai eu des malades appartenant à cette catégorie qui prenaient le soir ou bien à l'heure du coucher, quatre cuillerées de la solution titrée (4 gr.) ou une quantité de poudre équivalente, et qui ont suivi ce régime pendant trois ans et même plus sans avoir d'attaque. Il arrive fréquemment que les attaques se produisent à des intervalles quasi réguliers, chaque semaine, deux fois par mois, avant chaque époque menstruelle, etc. En pareil cas, on obtient d'excellents résultats en augmentant la dose quotidienne ordinaire pendant les quelques jours qui précèdent l'époque dangereuse. La phase critique passée, il convient de ramener la dose au taux moyen. De cette manière l'influence bromique suit en quelque sorte une courbe parallèle à la courbe des attaques, mais elle est en avance sur celle-ci. Chez beaucoup de femmes épileptiques, bien que leurs attaques ne soient nullement d'origine réflexe (ovarienne), les attaques se montrent beaucoup plus fréquentes au commencement des règles ou quelques jours avant. Dans ces cas une très petite dose (de 0 gr. 75 à 1 gr. 50, deux fois par jour) suffira pendant la majeure partie du mois, à condition que la dose soit portée à 3 grammes et même 4 grammes au plus pendant les quatre ou six jours de la période dangereuse.

Il y a encore d'autres raisons pour lesquelles il est nécessaire d'augmenter ou de restreindre temporairement la dose journalière de bromure dans le traitement de l'épilepsie. Ces raisons, vous devez les avoir constamment présentes à l'esprit, car ce n'est qu'au prix d'une incessante vigilance qu'il est possible, d'une part, d'éviter des rechutes et, d'autre part, l'intoxication bromique des malades. C'est pourquoi je crois utile d'entrer dans quelques détails à ce sujet.

a). Motifs d'augmentation de la dose. — 1° Le progrès de l'âge et l'accroissement du poids du corps chez les jeunes sujets et mieux encore l'approche de la puberté chez la femme (1). Je suppose un cas d'épilepsie chronique qui, de la dixième à la douzième année, a été parfaitement refrénée avec 1 gr. 5 à 4 grammes de brome par jour. Ce cas nécessitera l'emploi de doses plus fortes tous les deux ans au moins (à moins que les attaques n'aient été complètement supprimées).

2° Lorsque le malade doit s'exposer à une fatigue ou à une excitation anormale, s'il doit aller au théâtre, à une soirée ou bien en voyage, j'ordonne qu'il prenne avant son départ 0 gr. 75, 1 gramme ou même 2 grammes de bromure en sus de la dose régulière. Cette précaution rend, je crois, de grands services, et vous permet de maintenir la dose ordinaire à un taux minimum. On doit agir de même lorsque le malade est obligé, par ses affaires ou pour d'autres raisons, de subir une excitation morale un peu vive.

b). Motifs de la diminution de la dose. — 1° Lorsqu'un malade a passé trois ans sans présenter *aucune* manifestation épileptique je commence à restreindre systématiquement la prise de bromure, en diminuant la dose journalière de 0 gr. 30 a 1 gr. tous les trois ou quatre mois. Ainsi la dose quotidienne se trouve notablement réduite vers la fin de la quatrième année; alors, si l'on a affaire à un individu doué d'une bonne santé générale on peut cesser toute médication antiépileptique, mais à la condition que le malade observe une hygiène sévère. Et pourtant, même s'il s'agit d'un sujet d'une constitution relativement parfaite et qui, pendant quatre ans n'a pas eu une seule attaque (de petit ou de grand mal), je crois qu'il est bon de prescrire encore pendant longtemps une dose de bromure à des intervalles variables, lorsque le convalescent doit être exposé à une fatigue ou à une excitation anormale.

2° Les saisons, en raison des influences qu'elles exercent sur la santé et sur les forces de l'organisme, doivent entrer en ligne de compte dans la réglementation des doses. Ainsi, en hiver et en automne, les doses maxima sont bien tolérées, tandis que, pendant les mois chauds et débilitants de l'année, une réduction considérable

---

(1) Les laïques et aussi, je regrette d'avoir à le dire, bon nombre de médecins croient bien à tort que l'épilepsie et la chorée cessent avec l'apparition des règles. J'ai vu plusieurs cas d'épilepsie et de chorée qu'on avait pour cette raison laissés sans traitement pendant des années, et qui étaient ainsi devenus chroniques et presque incurables. La vérité est que ces névroses ne sont jamais ni améliorées ni guéries, mais bien toujours aggravées par le réveil des fonctions sexuelles. En notre qualité de conseillers des familles notre devoir est de combattre ce dangereux préjugé.

du bromure est nécessaire si l'on ne veut pas exposer le malade à l'intoxication bromique.

3° Les maladies intercurrentes : un principe que je considère comme de la plus haute importance et que je m'efforce d'inculquer au malade et à ses parents dès le début du traitement est celui-ci : la prise de bromure peut être réduite de temps en temps, mais elle ne doit jamais être complètement suspendue sans l'autorisation du médecin. Pendant les rhumes, les diarrhées, les maladies fébriles et les affections chirurgicales il faut restreindre la dose de bromure parce que, dans ces conditions, le bromisme pathologique se développe facilement. En outre, on sait depuis longtemps que les blessures, les brûlures et les maladies aiguës ont un effet inhibitoire sur l'épilepsie ; tant que le malade reste sous leur influence une attaque n'est guère à craindre (1). Donc on peut se contenter de petites doses de bromure pendant un temps plus ou moins long. Mais tout de même il est indispensable de donner un peu de bromure tous les jours jusqu'à ce que le retour des forces indique la nécessité des doses ordinaires. En cas de maladie très grave et s'il y a une forte tendance à l'état typhoïde, le bromure doit être suspendu complètement pendant quelques jours et pris à petites doses lorsque la convalescence apparaît.

k). Il est extrêmement difficile d'amener les malades à prendre les bromures avec la régularité rigoureuse qui est indispensable au succès. L'irrégularité est en partie due à la faiblesse d'esprit et au manque de mémoire de beaucoup d'épileptiques ; ils ont le bon vouloir mais ils oublient souvent de prendre leur remède. J'ai presque complètement triomphé de cet obstacle dans ma clientèle en obligeant une personne parente ou amie du malade à lui donner elle-même les doses du médicament et en la rendant responsable de la continuité du traitement. Depuis quelques années j'ai pris le parti de ne plus me charger du traitement d'un épileptique sans qu'une entente formelle ait été établie à cet égard. Les malades adultes protestent souvent contre cette mesure qui peut constituer une charge un peu lourde pour la famille, mais les résultats qu'elle donne sont très satisfaisants. Le malade peut oublier de prendre ce qu'on lui a ordonné, ceci constitue un premier danger ; un second, bien réel aussi, est qu'il prenne plus que la dose prescrite. Nous devons pourtant bien quelquefois nous en rapporter aux

---

(1) On a vu des épileptiques à attaques fréquentes chez lesquels une forte brûlure ou un rhumatisme aigu a produit une rémission des accidents d'une durée de un à trois mois (sans traitement bromuré). Les opérations chirurgicales ont quelquefois la même action inhibitoire et trompent le chirurgien trop optimiste.

malades eux-mêmes si ce sont des adultes ayant conservé toute
leur intelligence; nous ne pouvons non plus agir autrement avec
ceux qui n'ont ni parents ni amis. Je ne parle ici que du bromure;
beaucoup d'épileptiques peuvent être autorisées à prendre eux-
mêmes les autres médicaments qu'on leur a ordonnés, excepté
pourtant l'arsenic. Nous rencontrons d'autres obstacles qui résident
dans la témérité, le découragement et l'ignorance des malades ;
nous avons à lutter contre eux par le raisonnement et par une surveillance de tous les instants.

Souvent, lorsqu'il a pris le bromure d'une façon régulière pendant plusieurs mois, un an et même plus, si les attaques n'ont pas
reparu, l'épileptique se croit assez guéri pour négliger l'ordonnance
et abandonner la médication; une rechute en est la conséquence
fatale. Dans d'autres cas, pendant que vous cherchez à fixer la dose
demandée par l'organisme du malade (ce qui exige parfois plusieurs
semaines d'observation), les attaques continuent à se produire ou
bien les phénomènes du bromisme apparaissent ; alors vous ne
pouvez obtenir la continuation du traitement que si vous savez
gagner la pleine confiance du malade en lui expliquant franchement les difficultés de la situation. Le fait que le malade ignore la
nature et la gravité de sa maladie est quelquefois un sérieux
obstacle au traitement. Assez souvent, lorsque le sujet ne sait
presque rien de la nature de son affection, s'il croit, par exemple,
qu'il « se trouve mal », qu'il a des « vertiges », ou des « attaques
nerveuses », il se refusera à prendre exactement les doses prescrites, et à se soumettre strictement aux règles d'hygiène que vous
lui aurez imposées. Cet état d'ignorance du sujet est favorisé par
les parents qui redoutent la frayeur et le désespoir que le mot
épilepsie pourrait faire naître dans son esprit. Malgré tout il vaut
mieux en général donner discrètement à entendre au malade qu'il
est épileptique ou que les symptômes qu'il présente sont fort analogues à ceux de l'épilepsie et qu'il y a lieu de craindre pour l'avenir. En cette occasion, comme à propos des maladies du cœur, le
médecin peut toujours avoir du tact, en dire assez long au sujet pour
s'assurer de son obéissance, sans l'alarmer ni le désespérer. Il n'est
nullement nécessaire d'être brutal en pareille circonstance. Quelquefois, lorsqu'on est en présence d'un jeune malade (entre 10 et
18 ans), docile, on pourra taire la nature et le nom de la maladie,
et se fier à l'autorité et à la vigilance des parents pour obtenir un
traitement assidu. Une autre difficulté, qui vient aussi de l'ignorance, est soulevée quelquefois par les parents du malade, même
par le médecin de la famille, lorsqu'ils refusent d'admettre la

nature épileptique des attaques larvées. J'ai connu un médecin qui
avait laissé sa propre fille souffrir du petit mal pendant douze ans
sans la traiter, sans l'examiner (1). Autre obstacle au traitement continu : s'il s'agit d'un malade voyageant pour des affaires ou pour son
plaisir, vous aurez soin de lui donner par écrit des instructions
détaillées ; vous lui ordonnerez d'emporter avec lui une provision
de médicaments suffisante pour la durée du voyage s'il doit être
court et des ordonnances s'il doit être prolongé.

Pour faire suivre un traitement d'une régularité presque absolue, je me suis fait une règle d'expliquer au malade où à ses parents
la nature de l'affection ; j'insiste sur la nécessité d'un traitement
prolongé et suivi avec la plus grande exactitude ; j'ajoute que si ces
conditions ne sont pas acceptées et remplies, je renonce à lui donner mes soins. Et pour prévenir toute négligence, je remets au
malade à chaque visite, des conseils écrits pour l'emploi des médicaments, ainsi que sur le régime, l'hygiène, le travail qui peut
lui être permis, etc. Pour arriver à ceci il faut sacrifier du temps,
et se donner un peu plus de peine, mais je vous assure que c'est
la condition du succès, relatif ou absolu, ce qui est bien quelque
chose dans le traitement d'une maladie considérée comme incurable. Il est presque inutile d'ajouter qu'il est encore plus nécessaire de donner des instructions écrites aux malades qui ne
viennent vous voir que trois ou quatre fois par an.

D'après les remarques précédentes vous avez vu sans doute que
je penche en faveur de ce que l'on a appelé l'administration continue
du bromure, par opposition à l'administration intermittente (mais
à des doses plus fortes); telle est mon opinion ; ce dernier mode de
traitement est comme un jeu de hasard (2).

Je vous prie d'avoir toujours présent à l'esprit que le problème
consiste à donner la plus petite quantité de bromure qui empêchera
les attaques; il faut déterminer et maintenir un certain degré de
bromisme thérapeuthique et éviter le bromisme pathologique.

Plusieurs d'entre vous, messieurs, ont pensé sans doute que je
me suis étendu bien longuement sur l'administration du bromure;
mais je trouve ma justification dans ce fait que les livres mis à la
portée de la plupart des praticiens ne donnent pas et ne peuvent
donner tous les détails nécessaires ; et parce que j'ai appris que
l'insuccès d'excellents médecins dans le traitement de l'épilepsie
était dû à leur peu de familiarité avec un grand nombre des points

----

(1) « *Opera minora* » p. 547 cix. et *New-York Med. Rec.* 6 et 13 août 1881.
(2) L. C. Gray, dans son excellent article sur ce sujet (*New-York. Medic.
Journ.* 28 juin et 5 juillet 1884), a rapporté son insuccès au dosage intermittent

sur lesquels j'ai appelé votre attention. Ces raisons devront vous suffire, je crois pour me faire pardonner mon insistance. J'espère avoir réussi à vous persuader que, pour mener à bonne fin un traitement par le bromure il faut en outre du savoir, avoir grand souci des détails et y apporter une attention incessante.

On me dit bien souvent : « Ne pouvez-vous donc pas nous ordonner un autre médicament que le bromure pour arrêter les attaques épileptiques ? » On nous pose cette question soit parce que le malade est fatigué de prendre sans cesse du bromure, soit parce qu'il est prévenu contre cette substance ; dans d'autres cas enfin le motif de cette question est bien plus sérieux : il peut y avoir une idiosyncrasie qui amène des effets inattendus à la suite de l'administration de doses moyennes de bromure ; nous voyons alors apparaître l'acnée confluente (*ulcus elevatum*), une indigestion persistante, de la diarrhée, une somnolence très prononcée ou même de la démence alors que le malade n'a pris que des doses modérées. Ces cas, bien que rares, nous obligent à nous demander s'il existe d'autres moyens de thérapeutique. Tout dernièremen encore la réponse aurait été négative, aucun remède ne nous présentait une valeur comparable à celle des bromures. La belladone, le zinc, le nitrate d'argent, la noix vomique (strychnine), l'arsenic, etc., un grand nombre d'autres substances ont été proposées pour le traitement de l'épilepsie ; pas une ne procura un soulagement marqué dans l'immense majorité des cas. Pourtant quelques-unes de ces substances, la belladone et la noix vomique (ou leurs alcaloïdes) peuvent être utiles comme adjuvants du traitement bromuré et ne doivent pas être rejetées.

En 1882, songeant à l'effet bien connu de l'hydrate de chloral dans l'éclampsie des enfants et des adultes et dans l'état de mal épileptique, j'ai commencé à en substituer une petite quantité à une égale quantité de bromure dans ma solution titrée. Après quelques tâtonnements, j'ai adopté deux formules d'activité différente mais ayant toujours pour base le titrage de 1 gramme de médicament antiépileptique contenu dans une cuillerée à café de solution.

La solution faible est :

    Hydrate de chloral...................... 7 gr. 50
    Bromure de sodium....... .... 37 gr. 50
        (Ou autre.)
    Eau filtrée................... .... 200 gr.

Une cuillerée représente à peu pres 0 gr. 20 de chloral et 0 gr. 80 de bromure.

La solution forte est :

  Hydrate de chloral...................... 15 grammes
  Bromure de sodium..................... 30 —
    (Ou autre.)
  Eau filtrée............................ 200 —

Chaque cuillerée contient à peu près 0,33 de chloral et 0,66 de bromure ; c'est-à-dire au total 1 gr. de substances anticonvulsives.

On m'a bien prêté, dans une remarque critique et d'ailleurs bienveillante, l'idée de proposer le chloral comme remède spécifique contre l'épilepsie; une telle prétention devrait être considérée comme absurde; jamais je n'ai dit ni écrit qu'un médicament quelconque était un spécifique contre cette maladie. Je puis seulement vous affirmer que cette nouvelle combinaison m'a paru d'une grande utilité dans le traitement prolongé de certains cas. Quelquefois je me suis servi d'une solution contenant parties égales des deux substances, c'est-à-dire 0,50 de chloral et 0,50 de bromure par cuillerée de solution. Voyons quelles sont les indications pour l'emploi de la solution de chloral-bromure ou bien de la solution bromurée simple :

Tout d'abord, l'apparition chez certains individus, à la suite du traitement bromuré, d'une acné très aiguë, à forme confluente, qui peut avoir pour résultat la formation d'ulcères plus ou moins grands, à surface élevée, avec sécrétion purulente et fétide sur diverses parties du corps, principalement sur les jambes. En 1882(1) j'ai donné une description clinique et histologique de cette lésion qui est presque incurable tant que le malade prend des doses efficaces de bromure ; j'ai su plus tard que Voisin avait observé la même lésion (2). Dans plusieurs de ces cas j'ai substitué le chloral à une grande partie du bromure de la solution titrée et j'ai obtenu des effets remarquables : les ulcères guérissaient rapidement après l'application d'un simple pansement antiseptique; la santé générale, affaiblie par les grandes douleurs et l'insomnie, se rétablissait à vue d'œil et, chose plus importante encore, les attaques disparaissaient aussi bien, peut-être même mieux, qu'avec le bromure seul. Depuis dix ans je soigne un cas d'épilepsie chronique incurable (ayant malgré tous remèdes de trois à six attaques par an). Cette malade, tourmentée par une forte éruption d'acné simple mais assez profonde pour laisser une multitude de cicatrices sur le

(1) *Opera minora*, p. 629 ou *Archives of medecine* (New-York), oct. 1882.
(2) *De l'emploi du bromure de potassium dans les maladies nerveuses*, Paris, 1875.

visage, avait souvent abandonné son traitement bromuré ; l'inévitable résultat de cet abandon avait été une recrudescence de la
maladie : les attaques étaient plus fréquentes et plus violentes. Sa
figure est aussi maculée que si elle avait eu une attaque de variole
confluente. Depuis deux ans elle prend une solution au même titre
mais contenant parties égales de chloral et de bromure de sodium ;
elle a eu à peine une pustule par mois et ses attaques sont devenues
moins nombreuses qu'à aucune autre époque.

Une seconde indication de la substitution d'une certaine quantité de chloral à une partie du bromure se présente lorsque la dose
de bromure reconnue nécessaire pour arrêter les attaques produit
de la somnolence et de l'hébétude. Si dans ce cas nous réduisons
la dose diurne de bromure à une ou même une demi-cuillerée
(1 gr. ou 0,50 de bromure) les convulsions reparaissent. Vous
serez alors très surpris de l'amélioration obtenue si vous substituez du chloral, même en plus petites doses que celles qui sont
nécessaires contre l'acné confluente. Les premiers jours il y a
quelquefois un peu de somnolence diurne (1), mais elle disparaît rapidement, les forces du malade reviennent, sa circulation s'améliore,
sa mémoire et ses autres fonctions cérébrales rentrent rapidement dans leur état normal, ou telles qu'elles étaient avant l'institution du traitement par le bromure. Un assez grand nombre
d'épileptiques appartiennent à cette catégorie, ce qui fait que je
commence souvent le traitement en prescrivant la plus faible
solution de chloral-bromure, forçant quelquefois la dose de chloral
si les effets du bromure se produisent avec une facilité insolite.

Il y a des cas, rares à la vérité, dans lesquels l'arrêt des attaques
épileptiques par le bromure est suivi d'aliénation mentale caractérisée ordinairement par une manie aiguë ; je n'ai pas eu occasion
d'en observer un seul depuis que je me sers du chloral ; je pense
que son emploi, soit seul soit associé à une quantité plus ou moins
grande de bromure, aurait un effet heureux sur les symptômes
physiques et psychiques.

Je n'ai observé que rarement de l'irritation de la conjonctive
oculaire pendant l'emploi du chloral et jamais d'autres résultats
fâcheux.

C'est pour moi une certitude que le chloral est un aussi bon antiépileptique que le bromure, et je crois qu'il est bien mieux toléré
par quelques malades : il me paraît avoir une influence beaucoup

---

(1) Mais c'est un vrai sommeil, très différent de la somnolence stupide due au
bromure.

moins nuisibles sur les nerfs cardiaques et sur l'écorce grise du cerveau.

Cette leçon est déjà si longue que je ne puis qu'indiquer sommairement quelques-unes des nombreuses particularités intéressantes du traitement de l'épilepsie.

Je vous ai déjà dit ce que je pensais de la castration, du traitement oculaire, de l'usage des nombreuses substances qui ont été à la mode de temps à autre, et qui avaient donné de si belles espérances à ceux qui les avaient lancées. Ce sont des moyens adjuvants et chacun d'eux peut être utile dans des cas déterminés ; nous devons toujours nous efforcer de trouver les indications qui justifient leur emploi ; mais je vous supplie, messieurs, de ne jamais vous servir seulement d'un seul de ces moyens, quelque bien que puisse en dire l'auteur qui l'a préconisé. Dans l'épilepsie idiopathique (et à un moindre degré dans la forme symptomatique) un traitement continu avec le bromure seul, ou avec le chloral, est indispensable, et il est presque criminel de ne pas s'en servir; s'il ne suit pas cette médication le malade aura certainement des accès de plus en plus fréquents, même si des interventions telles que la ténotomie oculaire, l'usage des verres correctifs, la castration, etc., paraissent d'abord avoir éloigné les accès. Par le traitement bromuré, s'il est scrupuleusement suivi, nous pouvons améliorer presque tous les cas de grand mal, nous pouvons même quelquefois obtenir des intervalles variant de un an à cinq ans, c'est presque la guérison. Neuf fois sur dix vous pouvez éviter les mauvais effets de la saturation bromique si vous faites usage d'une médication adjuvante, et surtout en veillant à l'hygiène et au régime alimentaire de vos malades. (Voir la leçon suivante.)

Dans le *petit mal* le traitement offre des difficultés bien plus grandes; il vous arrivera souvent de ne pas réussir à suspendre les attaques avec des doses raisonnables de bromure ; vous pourrez même avoir un résultat aussi négatif après avoir produit un état de bromisme très marqué. Bien qu'il y ait un spasme tonique très bref dans presque tous les accès de petit mal, la zone motrice du cerveau et l'appareil moteur en général subissent une excitation moindre que dans les grandes attaques convulsives; les remèdes qui, comme le chloral et le bromure, diminuent l'excitabilité de ces organes ne doivent donc pas suffire théoriquement, et pratiquement ne suffisent pas non plus.

Dans le petit mal j'ai obtenu de bons résultats en prescrivant, en même temps que des doses moyennes de bromure, la strychnine, l'atropine ou la belladone à hautes doses. Ordinairement j'administre la strychnine en solution dans l'acide nitro-muriatique dilué de la pharmacopée américaine ou anglaise, après les repas, dans une assez grande quantité d'eau (1).

Ce mélange a sa raison d'être dans ce fait que l'acide nitro-muriatique dilué est un excellent remède dans beaucoup de cas de dyspepsie et d'atonie gastrique; or beaucoup de nos épileptiques ont une digestion lente et imparfaite.

Le meilleur mode d'administration de l'atropine est de la prescrire sous forme de granules d'un cinquième de milligramme (0,0002) tels que nous les livrent plusieurs maisons de confiance; j'en donne de trois à six par jour; toujours assez pour produire un effet sensible sur les pupilles et sur la muqueuse buccale. Je me sers quelquefois d'une simple solution aqueuse titrée de telle sorte qu'une cuillerée à café contient la même dose (0,0002) d'alcaloïde. La digitale (et la digitaline) l'ergot et l'ergotine m'ont aussi paru donner de bons résultats dans quelques cas de petit mal, si bien que je suis disposé à croire que c'est précisément dans ces cas qu'un traitement accessoire dirigé contre les défauts oculaires (s'ils existent) peut être de la plus grande utilité. Les considérations suivantes pourraient peut-être expliquer l'efficacité de la strychnine ou de l'atropine. Chez certains épileptiques il existe une paresse de l'accommodation et une faiblesse des muscles droits internes de l'œil (« esophorie »). Les troubles seront améliorés par la noix vomique ou par la strychnine, qui a, je l'ai constaté souvent depuis plusieurs années, un effet tonique spécial sur la troisième paire cranienne, ainsi que sur les muscles qui en dépendent (muscles droits internes et muscle ciliaire). Si ce sont les muscles droits externes qui sont faibles (ésophorie de Stevens) la belladone ou l'atropine, en produisant un état parétique de la troisième paire et de ses muscles (surtout du muscle ciliaire), diminue l'effort (je pourrais dire le surmenage) fait inconsciemment par le sujet pour obtenir des images nettes en vision binoculaire.

---

(1) Ma formule est généralement :
    Sulfate de strychnine...................... ....   10 grammes
    (ou chlorhydrate.)
    Acide nitro-muriatique dilué................   30   —
à prendre de six à seize gouttes dans un demi ou un verre d'eau après chaque repas. La dose doit être élevée progressivement d'une goutte tous les jours ou tous les deux jours; et lorsque le maximum (qui varie entre douze à seize ou même dix-huit gouttes chez les adultes) est atteint et maintenu pendant une semaine; j'en fais cesser l'usage pour le reprendre un mois ou deux plus tard.

Cette théorie peut expliquer aussi l'action favorable de ces deux médicaments (la strychnine et l'atropine) dans certains cas de céphalalgie et de paresthésie céphalique (je comprends dans ces cas, beaucoup de ceux que l'on désigne à tort sous le nom d'*hyperémie cérébrale*).

Ces deux alcaloïdes peuvent être employés dans les cas cités comme moyens de diagnostic aussi bien que comme moyens de traitement. Permettez-moi de vous répéter encore que la strychnine, à mon avis, tonifie la troisième paire et ses muscles (surtout les droits internes et le muscle ciliaire), tandis que l'atropine exerce une influence sédative sur le même nerf et ses muscles. Ainsi l'un de ces remèdes agit comme tonique, son action est locale et assez prolongée ; l'autre soulage, diminue l'effort, la tension nerveuse et musculaire en affaiblissant, en relâchant le même système neuro-musculaire. Les affinités spéciales entre ces substances médicamenteuses et l'appareil neuro-musculaire de l'œil, ne doivent pas plus nous étonner que d'autres phénomènes du même ordre, qui sont bien connus dans la thérapeutique expérimentale et dans la pratique générale. — Je vous prie de faire l'essai de ces deux moyens lorsque vous aurez à traiter les céphalalgies, les paresthésies céphaliques (occipitales) et l'épilepsie : une trop grande tension, une suractivité des muscles droits internes et ciliaire (effort d'accommodation et de fixation) indiquent l'emploi de la strychnine.

La digitale, le strophantus et la caféine (1) sont quelquefois utiles aux épileptiques dont le cœur est malade ou affaibli, chez ceux dont la circulation périphérique est lente. Ces médicaments réagissent aussi contre les mauvais effets produits par des doses trop fortes de bromure.

Disons maintenant un mot de l'emploi de l'arsenic, c'est le remède par excellence de l'acné dont se plaignent si souvent nos épileptiques. Des cliniciens émérites recommandent de le donner par petites quantités (trois à six gouttes de la solution de Fowler), mélangées avec chaque dose de bromure et cela pendant des mois ; mais j'ai obtenu de meilleurs résultats en faisant prendre des doses plus fortes, pendant un temps beaucoup plus court, à la condition de les répéter de temps à autre : par exemple, je donne trois milligrammes (0.003) d'acide arsénieux en granules après les deux principaux repas (quelquefois après trois repas), pendant une

---

(1) On doit se servir seulement de la caféine pure ; le citrate de caféine est une combinaison dont l'activité est incertaine et variable.

semaine de chaque mois. Le malade devra se laver tous les jours le visage avec un bon savon et de l'eau chaude à laquelle il aura ajouté quelques gouttes d'ammoniaque. Les onguents ne m'ont guère réussi; mais ceux qui contiennent du soufre sont peut-être encore les meilleurs (1).

Le fer et l'huile de foie de morue sont souvent utiles pendant le traitement anti-épileptique prolongé. Lorsque j'aurai l'occasion de vous parler du régime alimentaire de nos malades, j'entrerai dans quelques détails relatifs à l'usage de l'huile de foie de morue. Un remède auquel j'attache une grande importance surtout dans le traitement de l'épilepsie idiopathique chez les enfants qui ont les dents mauvaises et portant les marques de l'altération décrite par l'illustre chirurgien anglais Hutchinson (dents d'Hutchinson), c'est le bichlorure de mercure (sublimé), que j'administre pendant une longue période à des doses variant de 0.0005 à 0.001 dans un élixir de gentiane ou de quinquina. Je n'ai pas obtenu de très bons résultats avec l'iodure de potassium dans des cas analogues, mais je compte faire de nouvelles recherches à ce sujet.

Un nombre considérable de substances ont joui d'une vogue passagère grâce aux éloges prématurés que leur décernaient des médecins enthousiastes; tels sont l'oxyde et le sulfate de zinc, le borax, le curare, le nitrate d'argent, etc. Ces médicaments sont maintenant jugés presque inutiles et à peu près abandonnés, ils ne doivent jamais être prescrits comme élément principal du traitement à l'exclusion du bromure.

Je me suis étendu si longuement sur les détails du traitement bromuré de l'épilepsie que je me vois contraint de parler brièvement de la question du traitement des autres névroses. En conséquence je vous prie de me pardonner si je résume mon expérience en cette matière sous une forme un peu brève et parfois même aphoristique.

---

(1) La modification suivante d'une formule de Dühring de Philadelphie m'a semblé utile.

Soufre précipité.	4.00
Camphre......................	2.00
Cérat simple (Ph. amer).................	} aa 15.00
Cérat d'eau de Rose (« ») à.........	

S'en servir au moment de se coucher.

II. — LA CHORÉE (1)

a). Notre principale ressource dans le traitement de cette maladie est encore l'arsenic. Je professe depuis bien des années que, si le traitement de la chorée a paru peu efficace à bien des médecins, si beaucoup ont cru à la guérison spontanée de cette névrose, si enfin quelques auteurs sont persuadés qu'elle guérit tout aussi vite par l'hygiène et les toniques que par l'emploi des médicaments énergiques, c'est, en partie, parce que la plupart des cliniciens prescrivent des doses d'arsenic (solution de Fowler) à peu près inactives. J'ai vu des séries de malades chez lesquels l'affection poursuivait une marche *demi-chronique ou totalement chronique*, bien qu'ils prissent de six à dix gouttes de la solution arsenicale. J'ai appris par expérience que l'on peut abréger de beaucoup la durée de la chorée par l'action seule de l'arsenic, mais que, pour obtenir un résultat brillant, il faut, dans la majorité des cas, prescrire *plus* de quinze gouttes trois fois par jour.

Chez beaucoup de choréiques, quand on a atteint la dose de dix à douze gouttes de la solution de Fowler trois fois par jour, il n'est pas rare de voir apparaître des troubles gastro-intestinaux et de la rougeur des yeux ; on doit alors suspendre le traitement pendant deux ou trois jours. J'insiste sur ce point qui est d'une grande importance au point de vue pratique, qu'après cet intervalle de répit, au lieu de donner, comme au début du traitement, des doses faibles (et c'est ainsi que le font ordinairement les praticiens), il faut reprendre à la dose qui avait été atteinte au moment de l'apparition des accidents, et continuer à l'augmenter d'une goutte par jour, jusqu'à ce que l'on arrive à en donner dix-huit, vingt et même vingt-sept trois fois par jour ; cette dose alors, est vraiment active. Il est à remarquer que les accidents toxiques se montrent très rarement pendant cette reprise du traitement (2). Peu de choréiques sont sensiblement améliorés avant d'avoir pris seize à dix-huit gouttes de solution données trois fois par jour. Lorsque l'on prescrit l'arsenic, il est nécessaire, bien plus encore que pour

---

(1) Il est bien entendu qu'il s'agit ici de la chorée ordinaire ou chorée de Sydenham.

(2) Lorsque les mouvements choréiques ont cessé totalement ou en partie, je supprime brusquement l'arsenic.

les bromures et les iodures de diluer beaucoup la dose ; il faut la
faire prendre dans un grand verre d'eau alcaline, gazeuse, acide ou
« neutre »; mais c'est un tort, à mon sens, d'obliger les petits
malades (et même les grandes personnes) à la boire d'un seul coup.
Cela n'est nullement nécessaire, et la potion est bien mieux tolérée
par l'estomac si elle est prise en plusieurs fois pendant l'heure
qui suit le repas.

Pour ce qui est des effets toxiques de l'arsenic, je dois dire
qu'ayant traité de cette façon un grand nombre de malades, je n'ai
trouvé qu'une seule fois de l'albumine et des cylindres épithéliaux
dans les urines, même parmi ceux qui avaient de l'œdème des
paupières. Néanmoins, c'est une règle pour moi d'examiner de temps
en temps l'urine de mes choréiques pendant toute la durée du traitement arsenical. Le seul cas dans lequel j'ai constaté de l'albu-
minurie s'est présenté chez un adulte, mais l'examen des cylindres
me fit penser que l'affection rénale existait avant l'administration
de l'arsenic. On a prétendu que l'herpès est un effet assez fréquent
de l'abus de l'arsenic. Je ne l'ai vu que chez une seule de mes
malades ; c'était une fillette de douze ans qui, dans le cours du
traitement arsenical, alors qu'elle prenait vingt-cinq gouttes de
liqueur de Fowler trois fois par jour, présenta une grosse vésicule
herpétique, en arrière de l'ongle du pouce droit; il lui en est resté
une cicatrice profonde. Je n'ai jamais observé de névrites multiples, ni de névrite optique.

b). Le repos, et je veux dire un repos absolu, doit être considéré
comme un adjuvant très utile du traitement de la chorée et plus
particulièrement de ses formes chroniques et récidivantes. Je ne
saurais en exagérer la valeur curative. Dans bien des cas de
chorée simple et récente (les premières attaques n'ayant pas
duré six mois) j'ai obtenu la guérison complète en trois semaines,
en employant à la fois le repos absolu, de fortes doses d'arsenic
et une nourriture fortifiante. Le jeune malade doit rester tranquille dans son lit, ne pas lire ni jouer lui-même, mais une autre
personne doit chercher à le distraire en lui causant ou en lui faisant la lecture; je défends que plusieurs personnes restent auprès
de lui (surtout si ce sont des enfants). Le repos doit être psychique
aussi bien que physique. Au début du séjour au lit, quelques
malades présentent de l'insomnie; on doit alors procurer un sommeil paisible, en faisant prendre le soir, après dîner, un peu de
chloral ou d'hyoscyamine. On peut, après quelques jours, cesser l'administration de ces calmants, ou ne les donner qu'une ou deux
fois par semaine. Quand les mouvements choréiques ont complète-

ment disparu, il vaut mieux supprimer l'arsenic d'un seul coup que peu à peu ; on ne doit néanmoins permettre au malade de reprendre sa vie normale qu'avec les plus grandes précautions; il est même bon, pendant les deux ou trois mois que dure la convalescence, de lui prescrire une ou deux heures de repos dans la position couchée chaque après-midi. Je crois qu'il est inutile d'insister sur ce fait que beaucoup de choréiques sont anémiques et qu'ils ont besoin de fer et de lotions à l'éponge (« sponge-bath ») avec de l'eau froide et salée (pendant une à deux minutes seulement) et suivies de frictions énergiques, mais non de massage. D'autres présentent de la faiblesse cardiaque, vous leur donnerez de la digitale ou du strophanthus, tout ceci naturellement sans préjudice du traitement arsenical. Je considère comme nuisible l'emploi des bromures, sauf dans les cas où il existe une grande irritabilité générale, ou une excitation génésique, ceci se comprend, puisque la chorée est une maladie dans laquelle la force nerveuse, et plus particulièrement la force cérébrale inhibitoire fait défaut ; les bromures ne peuvent (en général) qu'aggraver l'état morbide.

Dans quelques cas, la circoncision doit être pratiquée; dans d'autres il faut instituer un traitement local pour faire cesser une irritation ou une inflammation de la vulve (1).

Vous me permettrez de vous entretenir d'un autre traitement de la chorée; c'est le seul que je désire discuter encore devant vous avec quelques détails. Je veux parler de la correction des défauts oculaires. Ceci est d'une grande importance, et M. Stevens a le grand mérite d'avoir appelé l'attention du corps médical sur la nécessité d'étudier soigneusement, avec les méthodes modernes, la réfraction et les fonctions oculo-motrices chez tous les choréiques (2). Il se fait, je pense, une idée exagérée de l'importance des défauts oculaires et de la fatigue visuelle dans la genèse de la chorée, et je doute fort qu'aucun cas de chorée généralisée ait été, je dirai même puisse jamais être guéri en un mois par le traitement oculaire seul.

Sur les cinq cas de chorée traités par M. Stevens devant la commission de la New-York Neurological Society (3), un seul a été guéri. [Il s'agit dans ce cas d'une malade qui présente encore, il est vrai, quelques mouvements choréiques au moment de ses règles

---

(1) Mon expérience me porte à croire que l'irritation vulvaire cause très fréquemment la chorée, bien plus souvent que l'irritation préputiale chez les garçons.

(2) *Journal of nervous and Mental Diseases* New-York, novembre 1889.

(3) *Journal of nervous and Mental Diseases* New-York, décembre 1889. Les y sont rapportés *in extenso*.

(n° 1) ; un autre (n° 4 du rapport de la commission) a été beaucoup amélioré : mais remarquez que ces deux malades ont été traités pendant trente mois, qu'ils avaient subi treize ou quatorze ténotomies et qu'ils avaient porté huit à douze paires de lunettes !]

Chez l'un des sujets de cette expérience (n° 1), on n'a constaté une amélioration réelle que pendant la trentième semaine du traitement; chez l'autre, ce fut seulement après la cinquante-deuxième semaine ! Un de ces malades (n° 1) s'était montré réfractaire à un traitement de trois mois par l'arsenic et le repos (?)(1) ; mais l'autre n'avait jamais pris d'arsenic à haute dose et n'avait pas été soumis au séjour au lit (c'étaient deux de mes malades). On confia ce second malade à M. Stevens, douze semaines après ma première prescription. Dans un autre cas (n° 11) on vit une légère amélioration : enfin les deux derniers choréiques n'éprouvèrent aucun soulagement. De tout ceci ne résulte-t-il pas clairement que la chorée ne peut être guérie, du moins dans un laps de temps raisonnable, par le traitement oculaire seul?

Je crois néanmoins qu'ici, comme dans l'épilepsie, la fatigue oculaire doit être considérée comme une cause accessoire de la chorée; elle peut avoir une importance considérable.

On doit donc examiner les yeux de tous les choréiques et parer aux défauts de leur vue. Peut-être le traitement par le repos, dont je me sers si souvent, agit-il en partie en empêchant la fatigue visuelle ; ceci expliquerait aussi pourquoi l'étude (surtout celle que l'on fait à l'école) est si défavorable aux choréiques et cause tant de récidives.

Mais, messieurs, la vraie cause, la condition pathologique fondamentale de la chorée doit être recherchée bien plus loin que dans les défauts oculaires, que dans le phimosis, que dans l'irritation des organes génitaux externes et même dans les lésions cardiaques.

Il y a toujours, à l'origine de cet état morbide, un défaut de force nerveuse cérébrale, défaut souvent associé à l'anémie. Un cerveau faible (quelquefois petit), qui reçoit un sang pauvre d'un cœur affaibli et souvent malade, telles sont souvent les conditions primordiales, selon moi, de la chorée; ajoutez-y une hérédité nerveuse prédisposante. Voilà ce que vous devez rechercher sérieusement chez chacun de vos malades. Bien des causes excitantes ou secondaires peuvent agir sur un tel cerveau, et vous comprenez que votre traitement ne deviendra rationel que lorsque vous les aurez découvertes, supprimées, ou tout au moins enrayées.

____

(1) Pendant que je traitais cette fillette je me doutais fort que sa mère lu permettait de se lever et de s'asseoir fréquemment malgré mes ordres.

c). L'exercice est-il favorable aux enfants choréiques? Si nous prenons le mot dans son sens ordinaire je répondrai : non. Souvent j'ai vu une amélioration se produire immédiatement chez des enfants auxquels on venait d'interdire l'usage du tricycle, des courses à pied, etc., sans toutefois leur imposer le repos absolu, et avant qu'ils aient absorbé de fortes doses d'arsenic.

La gymnastique systématique doit être appréciée d'une toute autre manière. Elle a été et est cencore préconisée dans le traitement de la chorée ; mais je dois dire que mes essais n'ont pas été heureux, peut-être parce que je n'avais pas d'instructeur expérimenté. L'hiver passé j'avais guéri en sept semaines un cas de chorée chronique ayant duré deux ans, par le repos modéré (1 heure le matin et 2 heures l'après-midi passées sur le lit), l'arsenic, l'huile de foie de morue et les lotions froides; et cependant cette petite malade avait eu dans le cours du traitement une attaque d'influenza. Lorsque la convalescence fut bien établie, lorsqu'on ne vit plus que quelques petites secousses de temps à autre, je l'envoyai dans un gymnase spécial de New-York où les exercices sont contrôlés et dirigés par une femme médecin. Dans l'espace d'une semaine la chorée s'aggrava beaucoup (1). Malgré tout, je suis d'avis qu'il peut y avoir avantage, pendant la convalescence de la chorée, à faire exécuter au malade quelques mouvements simples sous la surveillance d'un parent, ou d'un instructeur, à la condition que ces exercices n'aient pas lieu en présence d'autres personnes. Les mouvements que je fais exécuter sont : 1° des inspirations profondes avec extension latérale des bras, pour obtenir une dilatation complète du thorax (quatre à dix inspirations seulement par séance); 2° des mouvements systématiques des bras d'avant en arrière; 3° courber le corps en avant jusqu'à ce que les doigts touchent (ou presque) le bout des pieds; 4° se relever de la position accroupie sans l'aide des mains. Chaque mouvement doit être fait lentement, *avec énergie et exécuté à fond.*

Une séance de cinq miuutes deux fois par jour est suffisante, et le malade doit se reposer (couché) après chaque séance. Les malades peuvent se servir de très légères haltères en bois, ou de bandes élastiques avec poignées attachées au mur de la chambre ; mais je proscris tout appareil, tout exercice qui nécessiterait des mouvements rapides et brusques.

------

(1) Il me semble raisonnable d'attribuer le mauvais résultat obtenu dans ce cas à l'excitation produite chez le sujet par la présence et par les exercices des élèves aussi bien qu'à des exercices trop violents et trop prolongés.

c). Les mesures prophylactiques destinées à empêcher la chorée, ou plutôt à en prévenir le retour après une première atteinte, sont d'une grande importance, car, dans beaucoup de cas, la récidive a lieu au bout d'une année, et ordinairement après deux ou trois mois de travail scolaire pendant l'hiver, ou bien à la suite et sous l'influence des jeux fatigants et excitants des vacances d'été.

L'hygiène, une nourriture fortifiante (surtout les viandes et les aliments gras), sont ici d'une grande valeur ; j'insiste sur ce point, car j'ai observé que, presque toujours, l'éclosion des mouvements spasmodiques est précédée par un état d'anémie, de faiblesse ou d'amaigrissement. Si la vision du sujet est défectueuse, on devra faire corriger les défaut oculaires (surtout les défauts musculaires) aussi parfaitement que possible au début de chaque année scolaire : on obligera l'enfant à porter les lunettes prescrites (les lunettes sont péférables aux pince-nez) constamment, ou de la manière indiquée par l'oculiste. Si on prend ces précautions et d'autres encore que je n'ai pas le temps d'exposer ici, il n'est nullement nécessaire d'interdire aux enfants le retour à l'école après leur première attaque de chorée, à moins que les salles dans lesquelles ils doivent travailler ne soient mal éclairées, mal ventilées ou offrent au point de vue de l'hygiène, d'autres inconvénients sérieux. Dans tous les cas où vous permettrez à l'enfant de retourner à l'école, vous veillerez à ce qu'il ne se surmène pas et à ce qu'il ne se livre pas non plus à ses jeux avec une ardeur trop vive.

III. — LA MIGRAINE

En 1877 j'ai préconisé l'emploi systématique et prolongé du cannabis indica dans le traitement de cette affection (1). J'étais alors persuadé qu'indépendamment de la lésion fonctionnelle centrale (et de nature inconnue) qui préside à l'accès de migraine il y a

---

(1) *A contribution to the therapeutics of migraine, New-York medical Record*, déc. 8, 1877. *Opera minora*, p. 242. — Ce médicament donné à doses continues pendant des mois a été d'abord recommandé contre la migraine par M. Greeno *The Practioner*, vol. IX, p. 267, 1872.

chez les migraineux des conditions de nutrition défectueuse, d'encombrement du milieu sanguin par les matériaux incomplètement oxydés, de « lithæmie » qui jouent un rôle important dans la pathogénie des attaques. Il est certain que beaucoup de ces malades sont goutteux et qu'on retrouve de temps en temps des dépôts d'oxalate de chaux, d'acide urique et des urates en excès dans leurs urines, et je crois encore que ce sont là autant d'indications qu'il faut suivre en prescrivant un régime, des exercices et un traitement médical appropriés.

Mais depuis la publication de ce petit travail, de nouvelles recherches accomplies par les oculistes et les neurologistes sont venues jeter une vive lumière sur la pathologie des migraines.

Déjà Thomson et Weir Mitchell (1) avaient appelé l'attention des médecins sur l'importance des défauts oculaires et de la fatigue nerveuse qu'ils produisent dans les cas de céphalalgie (ils ne disaient pas migraine), et ils proposaient de traiter les céphalalgies par l'usage des verres correcteurs. Mais ces observateurs, et bien d'autres depuis eux, ne connaissaient pas l'extrême fatigue oculaire et cérébrale qui résulte du manque d'équilibre entre les différents muscles externes de l'œil ; et pourtant c'est bien là un facteur presque aussi important que les erreurs de réfraction des milieux transparents. La médecine est redevable au Dr Stevens, de New-York(2), d'une bonne méthode pour l'examen du fonctionnement des muscles oculaires ; ce médecin a eu aussi le mérite de montrer l'utilité du traitement des troubles oculaires dans le cas de migraine et dans quelques autres céphalalgies.

La proportion, parmi les migraineux, des sujets présentant des troubles oculaires est vraiment étonnante. La plupart ont, ou bien des vices de réfraction, ou bien un appareil musculaire insuffisant. Cette coïncidence avait déjà été remarquée avant la publication des travaux de M. Stevens. En 1882 je recevais de M. G.-C. Savage (3), de Jackson, une lettre dans laquelle ce médecin me mettait, en termes courtois, au défi de trouver un seul migraineux dont la vue fût normale. Effectivement je n'en ait pas rencontré. Toutefois je dois dire que des oculistes en qui j'ai toute confiance m'en ont cité deux ou trois exemples. Il va sans dire que cette proposition « il y a invariablement dans la très grande majorité des cas coexistants de

---

(1) *Headaches from. Eye-etrain; Am Journal of the medical sciences,* 1876, vol. I, p. 363.

(2) *Functional nervous diseases.* New-York, 1887.

(3) Quelque temps après le Dr Savage publiait un article *Headaches caused by Eye-etrain, in Philadelphia medical and surgical.* Reporter. July 1882.

défauts oculaires et de migraine » implique que les malades ont tous été complètement examinés en usant de l'atropine pour étudier les erreurs de réfraction et par la méthode de Stevens pour ce qui est de l'insuffisance de la musculature externe. Malheureusement encore beaucoup d'oculistes examinent trop négligemment les yeux des sujets atteints de céphalalgie; ils prescrivent des verres sans s'être servis d'atropine pour l'examen et souvent n'étudient nullement les muscles. Ceci a eu lieu à New-York pendant les six mois passés. Il est préférable de ne pas se servir de verres que de les choisir au hasard et (souvent à un prix très élevé) sans un examen préalable soigneusement fait; si l'on ne procède pas ainsi les maux de tête peuvent devenir plus violents, il peut se produire d'autres sensations pénibles et le malade, rebuté, quittera ses lunettes et refusera ultérieurement de se laisser soumettre à un nouvel essai.

Le fait bien connu que les migraineux (1) ont la vision défectueuse explique en partie la remarquable transmission de la maladie à travers plusieurs générations; ceci se vérifie surtout chez les femmes, car elles sont plus exposées que les hommes à se fatiguer les yeux à cause des travaux d'aiguille et des études de piano qui nécessitent pendant plusieurs heures une fixation du regard soutenue et des efforts d'accommodation.

Un autre argument en faveur de l'origine oculaire de la migraine est celui-ci : chez beaucoup de sujets des deux sexes, la maladie s'atténue et même cesse spontanément entre quarante et cinquante ans. C'est à cette époque que la fonction d'accommodation s'épuise et une grande partie de l'effort inconscient qui a eu lieu depuis l'enfance disparaît alors. J'admets néanmoins que la prédisposition *goutteuse et lithæmique* est tout aussi héréditaire, bien qu'à un moindre degré, que les vices de conformation de l'appareil optique.

En 1882, je ne pouvais donner aucune explication des bons effets du cannabis indica (non plus que de la belladone et de l'atropine) administré systématiquement aux doses les plus fortes que le malade puisse supporter sans inconvénient; maintenant le *modus agendi* de ces médicaments m'apparaît assez clairement : je vous ai déjà parlé de la loi physiologique, d'après laquelle les médicaments qui dilatent la pupille (les mydriatiques), c'est-à-dire la belladone, l'atropine, le cannabis indica, l'hyoscyamine, etc..., exercent une action sédative et paralysante sur la troisième paire et

---

(1) Ici, comme dans les remarques précédentes, il est question de la vraie migraine et non des maux de tête, même ceux qui ont une apparence névralgique.

Le médecin ne doit jamais accepter le nom que le malade donne à ses maux de tête, il doit faire le diagnostic lui-même.

sur les muscles qui en dépendent (y compris le nerf ciliaire).
Dans beaucoup de cas de céphalalgie (de migraine typique et
autres), il y a presque toujours un effort ou un surmenage de l'accommodation et de la convergence, effort qui porte surtout sur le
muscle ciliaire et sur les muscles droits internes. C'est grâce à cet
effort (ordinairement inconscient) et qui exige une grande dépense
de force nerveuse, que le défaut oculaire (hypermétropie, astigmatisme hypermétropique, astigmatisme myopique ou astigmatisme
simple; faiblesse des muscles droits internes) se trouve plus ou
moins bien corrigé pendant des périodes de temps de durée
variable.

Cette théorie pathogénique de la migraine (applicable à quelques
autres céphalalgies), explique pourquoi elle apparaît ordinairement
à l'âge où le sujet commence ses études, et s'astreint aux lectures
continuelles qu'elles nécessitent, ou bien à l'âge où il se livre à
des travaux d'aiguille, etc. (entre 8 et 15 ans). De même elle
permet de comprendre pourquoi la migraine devient moins
fréquente et souvent disparaît lorsque la fonction d'accommodation est épuisée, c'est-à-dire entre la quarantième et la cinquantième année. Elle nous donne enfin une interprétation plus satis-
faisante de ces cas singuliers dans lesquels la migraine apparaît
tardivement (entre vingt et trente ans), pour être suivie de nouveaux accès à des intervalles plus ou moins éloignés.

Dans ces cas de céphalalgie tardive, le sujet, tant qu'il
jouit d'une bonne santé et peut fournir à la troisième paire une
force nerveuse extraordinaire, pourra ainsi corriger ses défauts
oculaires, lire et écrire assez facilement.

Mais, s'il vient à tomber malade, s'il a une pneumonie, une
fièvre typhoïde, ou bien après une couche ou l'allaitement d'un
nouveau-né, s'il s'agit d'une femme, enfin si le malade perd ses
forces d'une manière quelconque, son énergie nerveuse tombe au
minimum, l'effort visuel augmente relativement beaucoup, et la
céphalalgie, les paresthésies céphaliques apparaissent. L'étude
attentive d'un nombre considérable de cas de céphalalgies et de
paresthésies céphaliques (souvent faussement appelés hypérémie
cérébrale) m'a convaincu qu'une personne bien portante peut supporter ses défauts oculaires et soutenir l'effort nécessaire pour les
corriger jusqu'à un âge assez avancé, ou même jusqu'à ce que l'accommodation s'affaiblisse, avant d'en ressentir les symptômes
caractéristiques. Nous devons aussi nous rappeler que ces deux
ordres de symptômes peuvent se développer très rapidement,
presque subitement, chez les adultes. J'ai observé des cas dans

lesquels les malades pouvaient indiquer le jour précis de l'apparition des accidents ; il leur avait semblé que quelque chose s'était brisé dans leur tête et depuis ils avaient toujours souffert plus ou moins, ils ressentaient sur le crâne une sensation de compression ou de trop-plein, d'engourdissement, etc.

Vous voudrez bien excuser cette digression; mais je tenais à vous présenter cette théorie pathogénique des maux de tête, et surtout des paresthésies céphaliques, théorie que j'ai longt mps méditée. N'oubliez pas, en étudiant ces cas, que le système nerveux est souvent profondément taré par vice héréditaire ; que, chez certains sujets, l'influence de l'encombrement du sang par les matériaux provenant d'une assimilation défectueuse celle d'un mauvais régime alimentaire, les habitudes sédentaires, doivent être attentivement recherchées.

En résumé, c'est dans ces formes de migraine et dans les céphalées de même ordre, que les mydriatiques donnent de bons résultats, en diminuant l'effort d'accommodation et par conséquent la fatigue. Employés seuls, ils ne procurent qu'une amélioration partielle ou passagère ; mais si on leur adjoint la correction des défauts oculaires par les verres appropriés et aussi dans certains cas par la ténotomie, ou si l'on peut obtenir une diminution du travail des yeux, on obtient la guérison.

Permettez-moi de vous dire quelques mots de certaines paresthésies céphaliques dans lesquelles les symptômes sont plus prononcés lorsque le malade se trouve dans la rue, dans une grande salle, à l'église ou au théâtre, en un mot lorsqu'il doit recevoir sur les régions homologues des deux rétines les images visuelles d'objets placés à une certaine distance et surtout d'objets en mouvement (personnes, voitures, etc...). Il y a alors presque toujours, sinon invariablement, outre des erreurs de réfractions diverses, une faiblesse (pareise) des muscles droits externes. C'est ce que Stevens a désigné sous le nom d'ésophorie. Cela peut simuler l'agoraphobie car naturellement le malade redoute d'aller au théâtre, à l'église ou même de sortir dans la rue. Si le sujet persiste à se placer dans les conditions qui les font apparaître, les symptômes céphaliques s'aggravent, et il en résulte un état nerveux général et parfois même des attaques hystériformes. En pareil cas, l'usage des mydriatiques produit les meilleurs résultats et l'on a vu la ténotomie d'un ou des deux muscles droits internes être suivie immédiatement d'une guérison complète au moins en apparence.

Remarquez en effet que, le plus souvent, il y a réunion rapide des muscles ou des tendons divisés, et une rechute survient bientôt qui nécessite d'autres opérations. Il n'est pas démontré jusqu'ici que le traitement chirurgical donne, dans ces cas, des résultats plus durables que l'usage des prismes, ou qu'un traitement interne, rationnel, suffisamment prolongé. Cette question des relations existant entre les défauts oculaires et certains symptômes céphaliques est une des plus pratiques et des plus intéressantes, et plus grand sera le nombre des médecins qui en feront l'étude, plus tôt seront établies les règles de thérapeutique qui devront être appliquées aux cas à venir, qui constituent un groupe très respectable dans l'ensemble des maladies chroniques que nous sommes appelés à traiter (1).

Il y a deux précautions à prendre avant de commencer le traitement d'un cas de migraine par le cannabis indica : d'abord ii faut s'assurer que le pharmacien vous livre un extrait de bonne qualité, et ensuite faire en sorte que le malade emploie de la même préparation pendant toute la durée du traitement. Les extraits solides de cannabis indica (chanvre indien) ne sont pas tous également actifs. Depuis plusieurs années, je me sers toujours de l'extrait anglais de Herring. La préparation de Squibb est aussi très bonne et je ne doute pas qu'il n'y en ait d'autres encore qui sont excellentes ; mais, en employant la préparation anglaise, je suis sûr d'avance des effets physiologiques que j'obtiendrai. La raison pour laquelle un malade doit prendre toujours la même qualité, la même « marque » de ce médicament est qu'un changement d'extrait effectué par le pharmacien peut amener tout à coup des effets fort désagréables, lorsque le malade est soumis à des doses progressivement croissantes (2).

D'ordinaire, je commence par prescrire 0^{gr} 01 d'extrait seul ou combiné avec l'acide arsénieux (0.001), ou avec le fer, ou la digitale, suivant les cas, sous forme de pilules prises trois fois par jour et en général après les repas. Chaque semaine j'augmente de 0.01 jusqu'à ce que j'ai atteint la dose maxima qui puisse être tolérée ; c'est-à-dire une dose un peu moindre que celle qui détermine un léger vertige, un état de somnolence traversée de rêves.

Les hommes adultes peuvent, pour la plupart, prendre trois fois par jour, après entraînement, 0,06 du meilleur extrait. Les femmes ne peuvent en supporter plus de 0.02 ou 0.03. Cette dose

---

(1) Voir l'Appendice, p. 49.

(2) En général je pense qu'il est mal de toujours envoyer nos ordonnances chez un seul pharmacien, mais il y a des médicaments qui sont si variables en qualité (comme l'aconitine, le cannabis indica etc.) que nous avons le droit de choisir la pharmacie où notre malade doit se les procurer.

maxima, variable pour chaque individu, doit être prise sans interruption pendant des mois, un an ou même plus. De temps en temps, comme dans le traitement bromuré de l'épilepsie, le malade devient, à un moment donné, plus sensible au médicament qu'il ne l'est habituellement (en raison de quelques changements dans son état général) ; on est alors obligé de faire osciller les doses, en se tenant aussi près que possible du taux maximum. Pendant qu'il se traite ainsi, le malade doit faire corriger ses défauts oculaires, fatiguer ses yeux le moins possible, suivre un régime rigoureux, et se livrer à des exercices physiques ; je conseille surtout la marche. Le régime alimentaire doit viser l'assimilation défectueuse du malade (1), l'oxalurie en particulier, qui est si fréquente chez les migraineux, et non pas les indigestions passagères ni les états dyspeptiques. A ce propos, laissez-moi vous dire que peu de croyances pseudo-médicales ont eu une aussi fâcheuse influence sur la médecine pratique que celle qui fait dériver les attaques de migraine ou d'épilepsie d'une indigestion ou d'un état « bilieux ». Cette fantaisie (et une pareille théorie ne mérite pas d'autre désignation) repose sur ce fait, que, dans bien des cas de migraine et dans quelques cas d'épilepsie, il se produit des vomissements d'aliments en partie digérés et de matières colorées par la bile. Mais ce sont là des effets, des phénomènes de l'attaque elle-même. L'observation des malades et certaines considérations théoriques m'ont amené depuis longtemps à considérer ces vomissements comme des symptômes de l'attaque de migraine ou d'épilepsie ; sur ce point, les neuropathologues les plus autorisés sont à peu près d'opinion unanime.

La migraine et l'épilepsie continuent à suivre leur cours malgré les plus soigneux régimes institués en vue d'une dyspepsie supposée. Dans la plupart des cas, les vomissements contiennent seulement des parcelles alimentaires en partie digérées : les matières sont très acides mais cela n'a rien que de normal. Si les vomissements sont violents et prolongés ils contiennent de la bile ; mais celle-ci est rejetée à la suite et sous l'influence des grands efforts musculaires ; sa présence n'indique nullement un « état bilieux ». Je pense que la même critique peut être faite à propos des relations qui existent entre le mal de mer et les vomissements auxquels il donne lieu : presque toujours le désordre stomacal est ici secondaire, on ne saurait lui attribuer aucune importance pathogénique. De plus nous savons tous que la céphalalgie symp-

---

(1) La « lithæmie » des auteurs anglais.

tomatique de l'indigestion consiste en une douleur diffuse, souvent frontale, sourde et s'accompagnant d'une tendance au sommeil ou à la stupeur. Ces caractères ne présentent-ils pas un contraste frappant avec les douleurs névralgiques, unilatérales et quasi périodiques de la vraie migraine. Je vous prie d'excuser cette digression ; je m'y suis laissé entraîner à la pensée des si nombreux cas de migraine et des quelques cas d'épilepsie que j'ai vus abandonnés ainsi à leur propre sort, ou défectueusement traités par des médecins ayant foi dans cette croyance populaire.

Le traitement de la migraine que je viens de vous esquisser — c'est-à-dire l'usage continu du chanvre indien (ou de la belladone), le redressement des défauts oculaires et la suppression de la lithæmie — constitue la thérapeutique générale ou inter-paroxystique de la maladie. Au moment des attaques, il est préférable de suspendre la médication durant vingt-quatre ou quarante-huit heures.

En proie aux souffrances souvent terribles de l'accès, le malade demande à être promptement soulagé. Or nous pouvons atténuer beaucoup ses douleurs.

Mais d'abord je vous supplie, messieurs, de ne jamais donner ni la morphine ni l'opium, car les malades qui ont goûté à ce fruit défendu, mais délicieux en l'espèce, le réclameront désormais, en vous pressant par toutes sortes de raisons. Je vous dirai plus loin pourquoi je suis opposé à l'usage de la morphine dans cette névrose et dans d'autres encore. Les deux médicaments qui réussissent le mieux pendant les attaques sont l'antipyrine et la caféine ; vous les donnerez le plus tôt possible, même avant l'apparition de la douleur. Il vous sera possible d'agir ainsi, dans tous les cas où l'accès s'annonce par des symptômes précurseurs tels que des troubles oculaires ou sensitifs, ou simplement par un sentiment de malaise. Je crois que l'antipyrine a été ordonnee dans la migraine, pour la première fois, par le Dr J.-S. Robertson (1), de New-York, bien que son article ait été publié peu de temps après celui du Dr Nhite (2). Je pense avec M. Robertson qu'il vaut mieux donner d'emblée une dose massive d'antipyrine, de 1 à 1,50 s'il s'agit d'une femme adulte, de 1,50 à 2 s'il s'agit d'un homme, (3) à moins qu'un essai préliminaire n'ait démontré chez le sujet une suscepti-

---

(1) *New-York medical Record.* 1887, vol. I, p. 517.
(2) Cité *in Medical News* (Philadelphia), 10 juillet 1886.
(3) Mon expérience est très limitée en ce qui concerne l'action de l'antifébrine dans la migraine, elle ne m'a pas semblé avoir un effet aussi prompt et aussi complet que l'antipyrine.

bilité extraordinaire à l'égard de ce médicament. Depuis un an j'associe toujours à l'antipyrine un peu de digitale (de huit à quinze gouttes de la teinture américaine), je combats ainsi l'action dépressive exercée par l'antipyrine sur le cœur. Ces doses empêchent souvent l'attaque ou la font cesser complètement. Malheureusement, l'antipyrine perd de son efficacité au fur et à mesure que les attaques se succèdent; elle n'en demeure pas moins aujourd'hui le meilleur remède contre l'accès de migraine.

La caféine est un agent précieux dans les cas où l'attaque est précédée d'une aura oculaire, d'un symptôme prémonitoire tel que l'hémianopsie, le scotome scintillant, une amblyopie légère apparaissant quelques minutes avant le début des douleurs.

Je prescrivais autrefois le citrate de caféine, mais depuis trois ans j'ai acquis la conviction que cette préparation est très incertaine comme composition et comme effet. Je lui préfère la caféine pure qui me donne des résultats bien meilleurs. A un adulte, dès le premier symptôme de l'accès, j'administre 0 gr. 10 (en poudre) tous les quarts d'heure ou toutes les dix minutes jusqu'à ce que la douleur cesse ou jusqu'à concurrence de cinq doses.

L'attaque ainsi traitée avorte fréquemment chez certains sujets ; il est vrai que le médicament produit un état d'excitation accompagné de tremblements, mais ce trouble est, après tout, beaucoup moins pénible que l'attaque elle-même. La préparation appelée *granular effervescent salt of bromide and caffeine* (composé de bromure de potassium et de citrate de caféine très employé aux États Unis) est d'une activité moindre ; et je vous conseille de ne pas l'employer, à moins qu'il vous soit impossible de vous procurer de la caféine.

La paullinia ou guarana, sous forme d'extrait liquide, d'élixir, ou en poudre, donne aussi de bons résultats, mais il est nécessaire d'en prescrire de fortes doses : — une cuillerée à café de l'extrait liquide toutes les demi-heures, et jusqu'à concurrence de cinq doses, suffit. Ce remède n'agit que par la caféine qu'il contient dans la proportion de quatre à cinq pour cent.

Je dois ajouter que l'infusion forte de café (café noir) réussit aussi quelquefois si on la donne dès la première heure. On a recommandé d'y mêler du jus de citron ; mais ceci est parfaitement inutile. Comme chez beaucoup de migraineux la nausée et le vomissement se produisent au commencement de l'attaque, nous devons donner la préférence à la caféine qui est de tous ces médicaments celui qui s'administre sous le plus petit volume. Elle offre un autre avantage, c'est que le malade peut facilement avoir sur lui

des paquets de caféine et en prendre au moment voulu en toute
circonstance.

On a encore proposé le nitrite d'amyle en inhalation ; mes essais
n'ont pas été satisfaisants. L'emploi de cette substance est basé
sur la théorie de Dubois-Reymond (théorie que je crois erronée)
sur l'origine vasculaire de la migraine. D'après cette hypothèse qui
est acceptée par plusieurs médecins célèbres, il y aurait deux
variétés de migraine : une angéiospastique, dans laquelle les artères
de la face, de l'œil et de l'hémisphère cérébral du côté correspondant, sont en état de spasme, de telle sorte que les parties qu'elles
irriguent se trouvent ischémiées ; dans l'autre forme angéiopara·
lytique, il y aurait dilatation de ces mêmes artères et congestion
des tissus. C'est dans la forme angéiospastique, qui est de beaucoup la plus fréquente, que le nitrite d'amyle est théoriquement
indiqué.

Malheureusement, Messieurs, l'observation clinique ne justifie
pas une pareille classification. Pour moi, en ce qui concerne l'état
de la circulation artérielle dans la migraine, je crois qu'il y a toujours spasme vasculaire au commencement de l'accès, suivi
(comme dans l'épilepsie) d'une dilatation, d'une parésie vasculaire relative (1). Il est pratiquement démontré que l'amyle soulage
rarement la douleur ; jamais (du moins dans mes essais) elle n'a
arrêté complètement l'attaque. Par contre, dans quelques cas, ce
médicament m'a paru augmenter les souffrances du malade.

Lorsque la douleur est à son apogée, il faut préserver le sujet de
la lumière vive et du bruit. Parfois on obtient un peu de soulagement en donnant un granule de 0.0003 d'aconitine de Duquesnel,
toutes les heures, jusqu'à ce que le malade éprouve un peu d'engourdissement. Les fortes doses de bromure m'ont donné de bons
résultats, de même que le chloral hydraté, le croton-chloral et le
sulfonal ; mais ces remèdes n'agissent que très exceptionnellement.
Quelquefois une injection sous-cutanée d'hyoscyamine (0.001 à
0.0015) supprime les douleurs pendant quelques heures, et, comme
le malade ne s'habitue pas à cette substance, son usage ne présente aucun danger. Les applications locales (le froid, la chaleur,
les sinapismes, le menthol, les courants galvaniques) ont procuré

---

(1) Il est permis de supposer que les artères qui entrent en contraction dans
l'accès de migraine sont la cérébrale postérieure ou ses divisions. Ces artères
alimentent les segments sensitifs d'un hémisphère et le faisceau postérieur de la
capsule interne. Dans les cas où l'hémianopsie précède la douleur, il est probable qu'il y a d'abord spasme de l'artère occipitale, laquelle se distribue au
cuneus.

du soulagement dans quelques cas; mais ces moyens donnent rarement un résultat appréciable et l'on peut les considérer comme étant à peu près sans valeur. Sans doute, il ne faut rien négliger pour calmer la douleur, et cependant on ne doit jamais avoir recours à la morphine. Ce médicament soulage de suite, il est vrai, mais accroît à coup sûr la fréquence, et du moins en apparence la sévérité des accès (je veux dire par là que le malade réclame l'injection toujours avec plus d'instance) : chaque attaque est « pire que la dernière ». Ainsi l'on est fatalement conduit à donner des doses de morphine de plus en plus fortes. En fin de compte, votre malade deviendra morphinomane, et vous encourrez les reproches mérités du patient et de sa famille.

On demande souvent au médecin : Est-il préférable, lorsqu'on a la migraine, d'essayer de la calmer et de ne pas sortir, ou bien de supporter bravement en vaquant à ses occupations habituelles? Cette question ne peut être résolue que pour chaque cas particulier. Il faut connaître la forme des accès et le malade. En général il vaut mieux, surtout pour les femmes, rester bien tranquille dans une chambre obscure en essayant de dormir dans les intervalles qui séparent les paroxysmes douloureux. Les sujets, les hommes surtout, qui sont doués d'une grande force de volonté et qui ont des attaques d'une intensité médiocre, peuvent agir comme à l'ordinaire sans être trop incommodés. Tout dépend ici de la sensibilité du sujet à la douleur et de sa force de résistance, en d'autres termes, de son impressionabilité et de son énergie morale.

Vous voyez, messieurs, que par un traitement rationnel poursuivi dans les intervalles des accès et par l'emploi de quelques médicaments inoffensifs pendant les crises, vous pourrez sinon supprimer les accès, du moins les atténuer et rendre la vie supportable à presque tous vos migraineux jusqu'à ce qu'ils atteignent l'âge où l'affection disparaît d'elle-même.

Une particularité très remarquable de l'histoire naturelle de la migraine, c'est que, dans certains cas, cette affection se transforme en s'aggravant; elle se change en une céphalalgie plus fréquente, plus généralisée et finit par être constante; la douleur est alors plus vive à l'occiput. Cette transformation, de même que l'arrêt complet de la maladie, se produit ordinairement entre la quarantième et la cinquantième année. Le temps me manque pour étudier avec vous cette singulière phase de la migraine dont l'explication nous demeure encore inconnue, et devant laquelle nos meilleurs moyens d'action échouent souvent.

Permettez-moi de vous faire quelques remarques générales sur

le symptôme « mal de tête ». On nous demande journellement de
prescrire un traitement pour tel ou tel cas de céphalalgie, sans
préparation, au pied levé pour ainsi dire, et cela avec l'espoir du
succès. Cette requête nous est adressée non seulement par les
malades eux-mêmes, mais encore par les médecins qui envoient
leurs clients au spécialiste, croyant qu'une heure d'examen lui
suffira pour préciser la pathogénie du mal de tête en question, et
pour donner un conseil apte à améliorer, sinon à guérir le patient.
C'est là une illusion. Mon avis mûrement réfléchi et basé sur une
longue étude de cette question, est qu'il n'y a peut-être pas de pro
blème plus difficile pour un médecin que de déterminer la pathogénie d'une céphalalgie et la thérapeutique qu'il convient de lui
appliquer.

Il est en effet indispensable de voir le malade plusieurs fois, de
se faire assister par un bon oculiste, d'analyser les urines pendant
plusieurs jours avant de pouvoir résoudre ce problème ; et même,
dans certains cas, après une observation qui a duré des mois et
après l'essai d'un grand nombre de remèdes, nous sommes con-
traints de nous avouer vaincus ; nous n'avons pas su trouver la
cause pathogène de l'affection et naturellement tous les moyens
possibles, même le redressement des défauts oculaires, sont inutilement mis en œuvre. Étudiez donc tous les cas de mal de tête
chronique que vous aurez à traiter ; étudiez les avec la plus grande
patience et possédez-les à fond avant de vous prononcer ou d'instituer un traitement méthodique. Évidemment vous pourrez prescrire d'emblée quelque médicament palliatif, mais les mesures
curatives proprement dites ne doivent être prises qu'après une
observation suffisamment prolongée.

Si vous me permettez encore une digression, je vous dirai quelques mots sur une question qui est très importante dans la pratique, je veux parler de l'usage du café dans les dyspepsies et plus
spécialement dans la forme qui s'accompagne de fermentations
gastriques. Vous savez que très souvent on défend solennellement
aux dyspeptiques de boire du café ou du thé. Je ne sais trop pourquoi, mais le fait est : les médecins comme les laïques sont una-
nimes pour considérer le café et le thé comme étant très nuisibles à la digestion. Je partageais autrefois cette opinion, mais
aujourd'hui je tiens cette croyance pour une des plus grandes illu-
sions qui aient cours dans la pratique médicale. L'origine de cette
idée réside peut-être dans ce fait, d'ailleurs exact, que l'abus des
liquides très chauds (tels que le café, le thé et aussi je dois ajouter
les potages) peut produire parfois une gastrite chronique. La raison

que l'on en donne le plus souvent, et qui est judicieuse dans un certain sens, c'est que les dyspeptiques se trouvent incommodés après
avoir pris ce que l'on appelle le « café du déjeuner ». Depuis huit
ou dix ans déjà je me suis convaincu que le « café du déjeuner » était nuisible parce que sa composition en fait un liquide
particulièrement apte à fermenter. La tasse de café ou de thé que
l'on prend au premier déjeuner (et aussi au *lunch*) est un mélange
de café contenant très peu de vrai café, du lait ou de la crème, le
tout additionné de sucre. Une pareille « tasse de café » est certainement mauvaise pour les dyspeptiques et n'est peut-être pas très
facile à digérer pour beaucoup de personnes saines. En 1883, je
commençai à donner à mes malades atteints de dyspepsie avec
fermentation gastrique de bon café, fort, sans lait ni crème et non
sucré (1), je leur conseillai de prendre pour leur déjeuner, avec de
la viande ou des œufs, une petite quantité de pain (et pas d'autres
aliments féculents cela va sans dire . Il me fut d'abord très difficile de les amener à essayer ce régime, car ils partageaient le préjugé commun à l'égard du café, boisson mauvaise, leurs médecins le
leur avaient dit, pour la digestion et pour les « nerfs ». Les résultats
obtenus furent néanmoins très satisfaisants, si bien que depuis
lors j'ai fait entrer peu à peu le café dans le régime alimentaire de
tous mes malades de cette catégorie, qu'ils fussent ou non affectés
de gastrite catarrhale ou de la forme de dyspepsie dite nerveuse.
Je leur conseille de prendre une grande tasse de café noir, pas
trop chaud à leur premier déjeuner (2). Dans le cas où il y a pros-
tration nerveuse, avec dépression mentale, je leur prescris en outre
une demi-tasse du même café auquel j'ajoute 0.10 à 0.12 de sulfate de quinine, avant le lever. Plusieurs médecins de ma connaissance ont essayé cette pratique soi-disant révolutionnaire et en
ont obtenu de bons résultats.

Pourquoi une simple infusion de café ne serait-elle pas bonne
pour les sujets dyspeptiques, nerveux et épuisés ? Elle ne contient
aucun élément susceptible de fermenter et, si elle est bien faite, elle
ne doit contenir presque pas de tanin. Nous donnons ainsi au malade
une certaine quantité d'eau chaude (que nous savons déjà être favorable à la digestion) et, en plus, de la caféine. Or la caféine est un

---

(1) Fait avec de vrai café, sans chicorée, etc., et sans ébullition.
(2) Le premier déjeuner aux États-Unis pris à six, sept ou huit heures du matin, est composé de viandes et de légumes : c'est un repas substantiel ; je dois dire
que je considère le premier déjeuner des Français, des Italiens et des Espa-
gnols comme insuffisant surtout s'il faut travailler après, et comme très mauvais
pour les personnes dyspeptiques.

tonique cardiaque, c'est une substance exhilarante et diurétique ; elle possède donc trois propriétés qui répondent à des indications qu'on retrouve précisément chez ces sujets, à savoir une activité cardiaque faible et irrégulière, de la dépression nerveuse et mentale, de l'insuffisance rénale.

Le grand avantage du café est de stimuler les fonctions du cœur et des reins. Il y a déjà longtemps que Weir Mitchell recommande le café à jeun, le matin, dans la neurasthénie, mais pour lui il s'agissait simplement d'en obtenir un effet stimulant sur les intestins ; à ce propos, je vous dirai qu'il est exact que le café favorise les évacuations alvines, mais je me trompe fort ou les indications que je cherche à remplir en prescrivant le café sont bien plus importantes. Que peut-on objecter contre l'usage du café ainsi compris ? Il peut, il est vrai, chez certaines personnes produire une excitation cérébrale, telle que le sommeil devient impossible ; mais je prescris le café au commencement de la journée. Il détermine parfois un tremblement nerveux, mais cet accident se produit, je crois, assez rarement, et il doit alors être imputable à ce que le café est trop fort ou pris en trop grande quantité.

Depuis dix ans le café et la caféine ont pris une place importante parmi les médicaments qui possèdent une action physiologique marquée. Je vous prie donc, Messieurs, d'essayer le café noir chez vos malades dyspeptiques et nerveux ; l'effet d'une première tasse de ce café est souvent vraiment merveilleuse ; la dépression quasi mélancolique se dissipe, le malade se lève, et, après un bain froid, s'habille sans aucun malaise et peut prendre son déjeuner avec un entrain inaccoutumé.

APPENDICE

Sur le diagnostic clinique de la fatigue oculaire.

La fatigue ou l'épuisement oculaire, surtout s'il est dû à la parésie ou à une faiblesse congénitale des troisièmes et sixièmes paires de nerfs craniens, produit bien d'autres symptômes que la céphalalgie et la migraine qui ont fait depuis peu d'années l'objet de tant d'études remarquables. Ces symptômes sont tout aussi importants que la céphalalgie et la migraine, mais ils ont été généralement sinon totalement mal compris parce que les praticiens ont

4

suivi aveuglément l'enseignement théorique de certains maîtres.

Voici quels sont les plus importants de ces symptômes: une douleur et un malaise occipital, sous-occipital et occipito-cervical (à la base du cerveau comme on dit fréquemment), des sensations de plénitude, de pression, ou de vide dans la tête ; de l'engourdissement et des picotements dans le cuir chevelu; des étourdissements plus ou moins prononcés mais ne ressemblant pas au vertige proprement dit (1) ; l'impossibilité de lire, d'écrire, de coudre, de causer, de rester à table, d'aller dans la rue, dans des salons, et même de penser, sans que ces symptômes apparaissent ou s'aggravent; la peur de certains lieux ; de l'insomnie, des attaques émotives; des douleurs (tout à fait différentes de celle de la migraine) dans diverses parties de la tête; et aussi plus tard les signes multiples qui constituent la neurasthémie. Certains malades donnent de leurs troubles subjectifs des descriptions un peu différentes, suivant leur talent d'observation et la facilité avec laquelle ils s'étudient. Les symptômes que je viens d'énumérer groupés de diverses façons, quelquefois associés à d'autres symptômes, ont servi à quelques auteurs à édifier une théorie vasomotrice de cet état morbide et à créer des maladies de pure fantaisie, comme « l'hypérémie cérébrale » (Hammond) et « la congestion de la base du cerveau » (Brown-Séquard). Ces formations nosographiques ont été accueillies par les praticiens avec trop peu de critique; si bien que l'hypothèse étant acceptée, un très grand nombre de malades ont été soumis à des médications déduites de l'idée théorique qu'on s'est faite de leur affection, telles sont les applications de cautère, les ventouses et les vésicatoires sur la nuque, le sac de glace sur la tête et dans le dos; et, à l'intérieur, l'ergot, les bromures à hautes doses, la belladone et (médicament d'action contraire à la théorie, mais reconnu utile en pratique) la strychnine. Je ne crois pas que l'on ait jamais guéri un seul cas de cette nature en employant seulement ces remèdes, mais on a souvent obtenu des améliorations soit par l'effet analgésique de ces substances, soit par la suggestion exercée sur le malade par un spécialiste autorisé.

Je n'ai jamais reconnu ces soi-disant « maladies » mais j'ai toujours désigné simplement ces symptômes par les termes de paresthésies de la tête, ou paresthésies céphaliques, en attendant que le temps et l'expérience nous expliquent mieux ces phénomènes.

____

(1) Le vertige d'origine auriculaire ou labyrinthique et celui qui dépend d'une diplopie latente ou manifeste sont naturellement exclus de cette énumération. Dans ces conditions il y a un vrai vertige rotatoire ou dans une direction définie et presque toujours il n'y a pas d'autres symptômes cérébraux.

Je puis néanmoins vous proposer dès maintenant un groupement préliminaire et partiel de ces symptômes ; groupement fondé sur leur pathogénie : ce n'est pas du tout une classification parfaite, mais elle peut servir de base à des études plus approfondies et plus exactes, et à un groupement meilleur.

1. La majorité des cas de paresthésies céphaliques est due, je crois, à la fatigue oculaire. L'épuisement et l'hyperesthésie nerveux du système sont causés par le travail continuel d'organes neuro-musculaires trop faibles, plus particulièrement des appareils des troisièmes et sixièmes paires. Les vices de réfraction ne jouent, selon moi, qu'un rôle secondaire dans la genèse de ces symptômes, tandis qu'ils sont très importants dans les cas de migraine et de céphalalgie.

La douleur et le malaise sous-occipitaux, qui sont les symptômes les plus importants de la « congestion de la base du cerveau », sont à mon sens déterminés par un défaut de convergence et d'accom-modation. Il n'est pas rare dans tous les cas de voir une apparition rapide des symptômes (ils peuvent apparaître tout à coup) après des années d'un fonctionnement des yeux en apparence normal. Il est souvent possible de rattacher ce développement soudain à l'ac-tion d'une cause débilitante, telle qu'une maladie aiguë, une fa-tigue excessive des yeux, etc...; il coïncide aussi souvent avec la disparition de l'accommodation soit normale, soit prématurée.

Autrement dit l'effort et la fatigue qui résultent de l'usage d'une vue faible ou imparfaite sont souvent compensés ou rendus latents par une santé parfaite.

2. Quelques cas (mais je ne puis vous dire exactement dans quelle proportion) de paresthésies céphaliques dérivent de condi-tions dyscrasiques, principalement de la lithæmie, de l'oxalurie et de la goutte latente, en un mot de tous les états de suboxydation.

Ces symptômes se rencontrent quelquefois, ainsi que des dou-leurs de tête, dans le cas de sclérose rénale ; il existe en même temps une augmentation de la tension artérielle ; l'urine est ex-crétée en trop grande quantité, sa densité est faible, et elle con-tient des cylindres hyalins avec ou sans albumine ; il n'est pas rare de voir survenir des convulsions ou des attaques d'hémiplégie passagère.

3. L'anémie cérébrale survenue à la suite d'une anémie générale, d'une faiblesse du cœur, d'une lésion valvulaire, etc., peut produire des symptômes de vide dans la tête, un affaiblissement de l'attention et de la mémoire et une sensation de pression céphalique dans un sens quelconque ; la direction de cette pression est un phénomène

purement subjectif que le malade interprète de différentes façons et qui, pour le moment, ne présente pour nous aucune valeur.

4. Les paresthésies céphaliques peuvent être un symptôme de début d'une maladie organique du cerveau, mais le diagnostic n'en est pas actuellement possible,

Mon intention aujourd'hui est surtout ici d'essayer de faire faire un pas au problème posé plus haut à propos des cas de la première catégorie ; je veux vous montrer, d'après des observations, quel sont ceux de ces symptômes qui peuvent reconnaître pour cause une parésie de la troisième paire et de ses muscles, et ceux qui sont produits par la parésie de la sixième paire et de ses muscles ; je fais abstraction dans ces deux ordres de cas des vices de réfraction dont l'importance est ici considérable.

Comme je me trouve dans l'obligation de vous faire connaître mes idées sur ce point d'une façon succincte vous excuserez donc la forme un peu sommaire de ce qui va suivre.

A. — SYMPTOMES DE PARÉSIE (INSUFFISANCE) DE LA TROISIÈME PAIRE ET DES MUSCLES QUI EN DÉPENDENT.

Les symptômes caractéristiques sont une douleur et un malaise dans la région occipito-cervicale ; ils peuvent exister seuls. La douleur est presque toujours diurne, elle n'apparaît le plus souvent que lorque le malade a fatigué sa vue en s'habillant, en mangeant ou en lisant ; elle occupe en général l'espace compris entre la seconde vertèbre cervicale et l'occiput, mais elle peut s'irradier depuis cet os jusqu'à la quatrième ou la sixième vertèbre cervicale. Souvent c'est un malaise (destress) plutôt qu'une douleur, le malade éprouve en même temps une sensation de raideur et de constriction à la nuque ; il dit « qu'une main lui serre le cou ». On ne rencontre pas dans ces cas une vraie névralgie des nerfs occipitaux ni une rigidité réelle et objective ainsi que dans les cas de carie cervicale. Rarement la pression est douleureuse, mais l'hyperesthésie cutanée se trouve chez les femmes qui présentent de l'irritation spinale. Il n'est pas rare qu'il y ait une sensation de pression dans toute la partie postérieure de la tête, en même temps qu'un engourdissement presque toujours intermittent et des fourmillements ; vous entendrez des malades vous dire que la région occipitale leur semble « morte », « comme en bois ». Cette même sensation peut occuper toute la tête, et le malade croit avoir une calotte, une bande qui

ferait le tour de la tête. Les malades se plaignent beaucoup de
perdre, en apparence du moins, l'attention et la volonté. Ceci peut
aller même jusqu'à simuler un léger degré de démence(1). Il leur est
difficile de lire, d'écrire, de coudre, de jouer du piano, de tenir une
conversation, et même de rester à table, ce sont pour eux des actes
douloureux, presque impossibles à faire; si bien que l'on peut dire,
en résumé, que les symptômes augmentent d'intensité à la suite
d'un acte, quel qu'il soit, qui nécessite la convergence et l'accommodation.

Souvent des malades vous diront qu'ils ne souffrent pas de fatigue
oculaire, et que leurs symptômes apparaissent ou augmentent lorsqu'ils « pensent »; ceci n'a rien d'imaginaire et s'explique très bien
si l'on songe à cette loi psychologique que, lorsque nous pensons
avec obstination à un sujet, lorsque nous concentrons notre esprit,
notre volonté (dans tous les actes en apparence purement psychiques), nous envoyons des excitations motrices d'abord aux muscles
des yeux, puis à bien d'autres groupes musculaires. — Vous vous
rendrez facilement compte de ce fait, si vous vous examinez un peu
vous-mêmes, et vous serez convaincus que *faire attention* et *vouloir*
sont deux actes qui impliquent presque toujours une activité musculaire qui nous échappe ordinairement. Il existe donc une fatigue
oculaire même lorsque l'on n'a pas du tout l'intention de se servir
de sa vue.

Si les symptômes ou plutôt la fatigue oculaire dont je viens de
parler durent un certain temps, on voit survenir de l'insomnie, de
la neurasthénie ou un mélange curieux d'hystérie et d'hypocondrie
qui rendent le diagnostic plus difficile.

Les maux de tête ne sont pas rares mais coïncident presque toujours avec des vices de réfraction ou d'autres facteurs.

L'asthénopie simple, caractérisée par un sentiment de fatigue ou
de douleur dans les yeux, le front, les orbites et les tempes, est
assez rare, et, d'ordinaire, le malade prétend avoir une vue excellente.

B. — Symptomes de parésie (insuffisance) de la sixième paire
et de ses muscles.

Les symptômes qui caractérisent cette affection sont, contraire-
ment à ceux que je viens de décrire, diffus, variables et moins bien

---

(1) Quelques jeunes gens, épuisés par le travail des écoles supérieures, peuvent
rentrer dans cette catégorie.

définis. Le plus marqué d'entre eux est un étourdissement que le malade appelle un « vertige ». Par une interrogation habile vous aurez la certitude qu'il ne s'agit pas ici d'un vrai vertige, mais simplement d'une sensation de manque d'équilibre, d'incertitude dans la marche, d'indécision, que le malade rapporte instinctivement au cerveau. Il existe presque toujours un sentiment vague de peur. Cet étourdissement peut être si grand dans certains cas que le malade est obligé de garder la chambre, qu'il doit cesser toutes ses relations et ses habitudes ordinaires ; cet état augmente beaucoup s'il sort dans la rue, où s'il entre dans une pièce où se trouvent plusieurs personnes.

Dans la tête, le malade éprouve des sensations bizarres et nombreuses, dont je citerai quelques-unes : une sensation de plénitude « comme si la tête allait éclater » ; une pression sur le vertex, circonscrite ou diffuse, comparée à la pression d'une pièce de monnaie ou d'un bâton pointu ; une constriction autour du crâne, des douleurs dans différents points de la tête. Je signalerai encore de l'engourdissement, faisant dire au malade que telle ou telle région est « morte » ou « est de bois » ; des picotements, des sensations bizarres comparées à celles que feraient éprouver « des vers qui remueraient dans le cuir chevelu »; enfin il peut exister un bourdonnement localisé dans la tête et non dans les oreilles.

Toutes ces paresthésies sont augmentées par la vue d'objets qui se meuvent dans un espace plus ou moins grand, par exemple dans les rues fréquentées, dans des ateliers où sont des machines en marche, partout enfin où sont rassemblées plusieurs personnes qui marchent. Vous rencontrerez donc fréquemment chez un grand nombre de ces malades de l'agroraphobie et de la claustrophobie ; je suis même persuadé que quelques cas, ainsi diagnostiqués, ne sont en réalité que des cas de fatigue oculaire. Je ne veux pas dire pour cela qu'il n'y en ait pas d'autres qui résultent de causes plus générales. Remarquez, messieurs, que les mouvements des yeux les moins compliqués, comme ceux que l'on fait exécuter avec le doigt pour rechercher l'état des muscles droits latéraux, fatiguent les sujets ou augmentent leur malaise. Vous devrez donc faire l'examen des yeux doucement et en plusi   s séances.

Vous trouverez chez ces malades, bien plus que chez ceux de la catégorie A, une perte apparente des facultés mentales. S'il est chez lui, dans sa chambre, seul, le malade peut encore faire assez bien certaines choses; mais, dès qu'il entre en rapport avec l'extérieur, il perd tout empire sur lui-même et ne peut ni faire attention ni concentrer ses efforts sur un sujet. Il en résulte un grand malaise lorsqu'il sort, lorsqu'il rencontre quelqu'un, et il est tellement émotif qu'il ressemble à un hystérique; de plus, c'est un hypocondriaque car toute son attention est portée sur ce qu'il éprouve.

Peut-être plus ici que dans les cas que je vous ai signalés au début, le résultat de cette longue fatigue oculaire est la neurasthénie et l'insomnie. Le diagnostic est très difficile à une période aussi avancée de l'affection, et il n'est même quelquefois possible de le formuler qu'après une observation prolongée du malade, et après avoir essayé différents remèdes. Je vous assure qu'il n'est pas toujours facile de trouver la condition pathogénique de l'état du malade, lorsqu'il coexiste, avec des signes de neurasthésie et d'hystérie, et quelquefois même « d'irritation spinale », une vue mauvaise. La relation de cause à effet peut certainement avoir lieu dans un sens ou dans l'autre, c'est à l'avenir de trancher cette question avec plus de certitude.

Mais, direz-vous, les symptômes de ces deux catégories cliniques se confondent quelquefois; vous avez raison, messieurs, et des recherches ultérieures permettront, je l'espère, de séparer et de classer plus complètement des cas compliqués et ambigus.

J'ai observé quelques cas dans lesquels tous les muscles oculaires étaient faibles : les symptômes alors se rapprochaient plus de ceux de la catégorie B.

On pourra probablement grouper plus tard les symptômes qui dépendent du « spasme de l'accommodation » si fréquent lorsqu'il y a vice de réfraction; je ne puis vous renseigner sur ce sujet, mais je pense que, parmi ces symptômes, les maux de tête et la migraine seront prédominants.

Diagnostic par l'examen direct des yeux. — Il est hors de ma compétence de vous entretenir ici de l'examen ophtalmique que vous devez toujours pratiquer; mais je désire attirer votre attention sur ce point que l'augmentation de la convergence, obtenue en approchant un petit objet du nez du malade, aggrave les souffrances dans les cas de la classe A, et que pour ceux de la classe B le même fait se produit si le malade regarde autour de lui, la tête restant immobile, ou s'il suit des yeux un objet brillant en mouvement, ou bien encore si l'on fait tourner devant lui une roue. Les malades de la classe B sont très soulagés si on les met sous l'influence de l'atropine.

Diagnostic par les médicaments. — Nous sommes parfois obligés d'avoir recours, en dernier ressort, à ce mode de diagnostic. Nous nous en servons lorsque nous soupçonnons le paludisme ou la syphilis, tout en sachant pourtant que la quinine guérit quelquefois des affections non paludéennes, et le mercure ou les iodures des affections non syphilitiques. De même, un traitement bromuré permet parfois de faire un diagnostic lorsqu'il y a un mélange de symptômes hystériques et comitiaux. L'expérience m'a appris que, dans les cas de fatigue oculaire appartenant à la première classe, les symptômes sont diminués par la noix vomique et la strychnine, et augmentés par la belladone et les autres mydriatiques ; le contraire a lieu dans les cas de la seconde classe (parésie de la sixième paire). La strychnine donnée à doses progressives peut amener une guérison apparente lorsque la parésie de la troisième paire existe seule.

Vous comprenez, que je ne puis ici vous exposer *in extenso* le traitement de ces différents cas ; je me contenterai de vous rappeler ce que j'ai dit plus haut : on ordonnera le port de lentilles ou de prismes, on fera parfois une ténotomie ou une myotomie partielle ou totale (ceci est extrêmement important), et on prescrira un traitement interne rationnel qui consistera pour les cas de la première classe, en noix vomique, strychnine et toniques nerveux ; pour les cas de la deuxième classe en cannabis indica, belladone, atropine, ciguë, antipyrine, bromures, etc. Je n'ai pas besoin de dire que le repos le plus complet (même quelquefois le repos absolu donné par l'atropine) fait partie du traitement dans les deux cas ; vous y joindrez, suivant les circonstances, un traitement général approprié.

Il est parfois utile que le malade change de milieu et voyage, mais il faut, auparavant, corriger les défauts oculaires et que la convalescence soit bien établie. La vie normale ne doit être reprise que peu à peu, lorsque les défauts des yeux sont complètement redressés. Je dois vous dire ici que certains yeux ne peuvent être corrigés avec nos moyens actuels, et que, dans ce cas, le pronostic est défavorable, bien qu'une amélioration passagère puisse être obtenue par le repos oculaire et par l'administration des toniques.

Je termine en vous prévenant que, selon moi, l'usage du tabac est mauvais pour les personnes chez lesquelles les nerfs de la troisième paire sont débiles.

Florence, Italie. Janvier 1892.

DEUXIÈME LEÇON

IV. — NÉVRALGIE FACIALE OU TIC DOULOUREUX

Dans l'histoire de cette affection comme dans celle de l'épilepsie, à côté des cas où l'on rencontre une lésion grossière du système nerveux, il en est d'autres où l'on ne peut constater, même après une observation très attentive, que des symptômes d'ordre subjectif, c'est-à-dire de la douleur, de l'hyperesthésie.

En d'autres termes, il s'agit de névralgies tantôt symptomatiques, tantôt idiopatiques. C'est du traitement de cette dernière forme chronique, grave et aussi la plus fréquente, que je veux vous parler d'après ma pratique thérapeutique. Vous connaissez tous cette maladie. Elle est caractérisée par une douleur paroxystique souvent très intense, aiguë, fulgurante, siégeant dans le domaine d'une ou de plusieurs des grandes divisions du nerf trijumeau. Toutes les branches de ce tronc, y compris le nerf lingual et l'auriculaire profond, sont rarement intéressées à la fois. Les accès sont séparés par de courts intervalles; leur durée est de quelques secondes à deux ou même trois minutes. Les douleurs suivant le trajet des branches ophtalmiques s'accompagnent de sécrétion lacrymale; on peut observer de la salivation lorsque la branche maxillaire inférieure est lésée. Dès le début de l'accès, le malade ne peut plus parler; le visage se contracte, les yeux se ferment, et la bouche est tirée du côté malade (1).

Le sujet souvent comprime fortement les parties douloureuses; quelquefois il les frotte avec vigueur, souvent aussi il pousse des

---

(1). Les mouvements associés, automatiques instinctifs, ont fait croire à tort que le nerf facial moteur (7ᵉ paire) était aussi affecté et qu'il y avait alors un vrai spasme dépendant d'un état pathologique de ce nerf.

gémissements ou des cris. Le tableau est si frappant qu'il est presque toujours possible de faire le diagnostic sans interroger le malade, rien que par la vue de son *facies*. Ces cas, lorsqu'ils durent des mois et des années, ont été considérés comme réfractaires à tous les médicaments; pendant presque tout ce siècle on les a abandonnés aux chirurgiens. On a bien vu quelques guérisons à la suite de l'excision d'une longueur plus ou moins grande des nerfs malades, ou bien après l'ablation du ganglion de Meckel, mais l'immense majorité des cas opérés récidivent après quelques mois. La névralgie faciale a été un des « *Opprobres* » de la médecine.

Je suis heureux, Messieurs, de pouvoir vous dire que, depuis treize ans nous pouvons, nous médecins, combattre cette terrible maladie avec autant de succès que les chirurgiens; nous avons obtenu quelques guérisons, et bien des patients ont été soulagés par l'emploi d'un alcaloïde, l'aconitine. Ce fut le regretté P\u1d63 Gubler qui s'en servit le premier, et c'est à lui que nous devons la première communication qui fut faite à ce sujet, en 1877 (1). Quelques mois après, m'étant procuré un échantillon de l'aconitine cristallisé de Duquesnel, grâce à un de nos pharmaciens de New-York, qui a toujours montré le plus grand zèle lorsqu'il s'agissait de l'introduction de médicaments nouveaux (2), je commençai à l'employer. Un premier rapport fut présenté à la New-York therapeutical Society (3) en octobre 1878. Sur six cas traités par quelques membres de cette Société et par moi, cas tous très graves et de longue durée, deux furent guéris, trois légèrement améliorés ; dans le dernier il n'y eut aucun résultat. L'un des malades guéris souffrait depuis sept ans (4). J'ai reconnu depuis que nous ne donnions pas assez d'aconitine et que le traitement n'était pas suffisamment prolongé. Un assez long usage de l'aconitine me permet aujourd'hui de vous déclarer que très peu de tics douloureux ne sont pas soulagés par cette substance, qu'il est possible d'en guérir un certain nombre, et que, dans bien des cas, on peut obtenir des rémissions de un an à trois ans de durée. Les résultats peuvent être, je crois, comparés avantageusement avec ceux qu'ont donnés les interventions chirur-

---

(1) *Gazette hebdomadaire* 9 février 1877.
(2) Feu M. Meergaard.
(3) *New-York medical journal*.
(4) Je dois ajouter que, deux ou trois ans après cette communication, la malade a récidivé et a souffert constamment depuis lors. Elle m'est restée fidèle pendant quinze ans et s'est présentée, de temps à autre, au Manhattan Eye and Ear Hospital pour nous demander s'il n'y avait pas de nouveaux remèdes contre ses douleurs. Elle a souvent essayé l'aconitine depuis 1878, mais sans autres résultats qu'un soulagement passager.

gicales. J'ai continué de traiter la névralgie faciale chronique par l'aconitine associée à l'emploi du mercure combiné à l'iodure de potassium (*Mixed treatment* des Anglais et des Américains).

On trouvera partout l'alcaloïde de différentes provenances, mais je vous recommande de vous servir surtout de la préparation de Duquesnel (1).

C'est un des rares médicaments que je crois pouvoir prescrire tels que nous les livrent les fabricants. M. Kesson et Robbins, Schieffelin et Compagnie, à New-York (2), préparent des granules d'aconitine Duquesnel de 0,0003 à peu près (3) qui ont toujours agi lorsque j'en ai fait l'essai sur moi-même. Je suis modérément sensible à l'action de cet alcaloïde, et lorsque je prends deux de ces granules d'un coup j'éprouve un engourdissement avec picotements du visage, de la langue et des extrémités (l'effet se propage de haut en bas) qui durent deux ou trois heures. J'éprouve aussi des sensations désagréables de froid et aussi des frissons. Je fais cette épreuve une ou deux fois par an pour m'assurer de la qualité des granules en vente. J'administre ces granules que je sais être de force constante à un sujet atteint de névralgie faciale jusqu'à ce qu'il ressente un engourdissement général accompagné d'ordinaire de frissons, quelquefois de nausées et même de tendance à la syncope. Vous devez procéder avec une grande prudence lorsque vous administrez ce remède héroïque ; après avoir constaté que votre malade n'est pas d'une sensibilité anormale, vous monterez hardiment jusqu'aux plus fortes doses ; alors seulement vous pourrez réussir. Jamais en médecine pratique vous n'aurez besoin d'être aussi téméraire et prudent à la fois, jamais vous ne devez avoir autant de confiance dans l'emploi de vos armes que dans le dosage de l'aconitine. J'ai fait plusieurs expériences (4) assez audacieuses sur l'effet de l'aconitine et je n'ai pas eu de mort à déplorer.

Les femmes sont souvent très sensibles à l'aconitine (5) ; aussi

---

(1) Bien que généralement les préparations de Herck soient excellentes, je n'ai pu obtenir des résultats aussi certains avec son aconitine qu'avec celle de Duquesnel.

(2) Duquesnel, à Paris, fait la même préparation, ses granules contenant 0,0005 d'aconitine.

(3) Les granules des Américains contiennent $\frac{1}{200}$ de grain anglais, ce qui est un peu moins que 0,0003.

(4) *The physiological effects of aconitia in posterior spinal sclerosis can it become an aid in differential diagnosis? Journal of Nervous and Mental Diseases.* Jul. 1881. — *In Opera minora*, p. 492.

(5) Cas d'une femme qui ressentit des effets désagréables, sinon dangereux après avoir pris $\frac{1}{400}$ de grain d'aconit, c'est-à-dire à peu près 0,00015 : Rapport du Dr A.-H. Smith. *Archives of medecine* (New-York), juin 1882.

je leur donne d'abord seulement un ou deux granules par jour ;
j'en donne trois aux hommes. Ces doses ne produisent ordinairement
aucun effet thérapeutique ou toxique ; j'élève alors les doses lentement chaque jour (je vois le malade souvent, deux fois par jour
s'il le faut) jusqu'à ce que j'obtienne l'engourdissement qui indique
que l'action physiologique est complète ; il faut pour cela de dix à
douze pilules en général (le malade en prendra une toutes les deux
ou trois heures, ou, mieux, deux à la fois chaque quatre heures).
Pour bien vous montrer la tolérance de l'aconitine par certains
sujets, je vous dirai que, pendant le printemps de 1889, j'ai donné
en un jour à une jeune femme de vingt ans quatorze granules de
0,0003, c'est-à-dire en tout à peu près 0,0045. Elle eut un engourdissement général, des nausées, et fut sur le point de perdre connaissance ; elle put, néanmoins, venir me voir dans mon cabinet.

D'ordinaire deux granules toutes les trois ou quatre heures
suffisent pour produire l'effet physiologique nécessaire et pour
arrêter la douleur d'une névralgie même très intense. Lorsque j'ai
ainsi déterminé la dose maximum qui doit être à la fois efficace et
tolérée, je continue à l'administrer tous les jours pendant plusieurs
semaines (1) même si la douleur a entièrement disparu, et lorsque
la convalescence est bien marquée, je fais cesser l'administration
régulière du remède. Je dis au malade de ne plus prendre qu'une
seule dose, forte, il est vrai, deux ou trois granules, dès qu'il
ressent la plus légère douleur aiguë.

Le traitement mixte, comme l'appellent les Anglais, traitement
que je prescris maintenant à tous les malades atteints de névralgie
faciale chronique, qu'ils aient ou non des antécédents syphilitiques (2), peut être résumé en quelques mots. C'est une combinaison
d'iodure rouge de mercure et d'iodure de potassium. J'élève
progressivement les doses de mercure de 0,003 à 0,01, et même
0,015 ; quant à l'iodure, j'en fais prendre 1,50 à 3 grammes, le tout
dissous dans 4 grammes d'eau pure. Cette dose est prise dans un verre
d'eau alcaline, après chaque repas. J'ai bien fait prendre à quelques
malades des quantités plus fortes d'iodure de potassium (4 à 10),
mais je pense que cela est rarement nécessaire. Ce traitement doit
être suivi pendant deux ou trois mois d'abord, puis, lorsqu'il y a

______

(1) Il n'y a pas, après l'usage prolongé de l'aconitine, ce que l'on a appelé
l'effet cumulatif.

(2) Voir : *The efficacy of iodide of potassium in non-syphilite diseases of the
nervous system. Archives of medecine* (New-York), juin 1883. Je crois que le
mercure est aussi efficace dans certains cas non syphilitiques.

eu guérison apparente, je le fais reprendre pendant un mois, de temps à autre.

Très souvent, je pourrais presque dire toujours, lorsqu'un cas de névralgie faciale est sur le point de guérir il existe, sur les joues, sur la figure ou sur la tête, des points très sensibles au toucher, aux courants d'air, etc., etc., et dont l'irritation provoque un retour passager des douleurs névralgiques. Cette hyperesthésie peut être facilement supprimée par l'application de petits vésicatoires ou par le cautère actuel.

Depuis dix ans j'emploie avec succès ce traitement secondaire; dans le dernier cas que j'ai eu à traiter, une zone hyperesthésique algogène qui existait sur la lèvre inférieure a disparu après une application du cautère Paquelin. J'ai l'habitude de donner à ces malades une nourriture abondante et fortifiante, je leur fais prendre de l'huile de foie de morue. Ils sont souvent dans un fâcheux état de maigreur et d'anémie causé par l'inanition. La mastication est impossible chez un grand nombre, et la déglutition est souvent si pénible que, pour éviter des accès de douleur, ils prennent le moins de nourriture possible; je défends dans ce cas l'usage des aliments solides quels qu'ils soient et j'ordonne l'usage du lait, de la crème, dont ils devront prendre une quantité déterminée dans les vingt-quatre heures. Je fais ajouter à ces aliments quatre à huit œufs par jour, cuits ou non. On se trouvera souvent bien de mettre un peu de cognac ou de whisky dans le lait. Je recommande aussi à mes malades de prendre du jus de viande, du café et de l' « Oatmeal porridge » (1). J'insiste sur l'utilité qu'il y a à défendre la mastication. Il faut interdire toute conversation pendant le premier traitement de cette maladie. Grâce à ce régime, et lorsque l'aconitine a fait cesser la douleur, le malade reprend rapidement ses couleurs, son poids; ses forces redeviennent normales; son système nerveux nourri devient moins sensible aux vibrations moléculaires qui causent la douleur. Ainsi, l'alimentation, y compris l'huile de foie de morue, est une partie importante du traitement.

Il y a des cas de névralgie faciale, et ce ne sont pas toujours les plus anciens qui sont rebelles à cette médication. J'en ai vu deux dans ma clientèle dans les seize mois derniers; l'un de ces cas était justement celui de la jeune femme qui a pu prendre quatorze

(1) Cette préparation, très nourrissante, employée journellement en Angleterre et aux Etats-Unis, est composée d'une bouillie de farine d'avoine et de lait. Il serait à désirer que cette nourriture fût vulgarisée en France surtout parmi les classes pauvres, elle est de beaucoup supérieure aux soupes.

granules d'aconitine en un jour ; chez elle j'ai en fin de compte re-
séqué le nerf maxillaire inférieure par la méthode de Palavicini ;
mais après un intervalle de sept mois sans douleur, une récidive
eut lieu en novembre dernier.

Malgré ces cas je maintiens que le traitement médical de la névralgie faciale a fait de grands progrès depuis dix ans.

V. — MALADIE DE BASEDOW

Le temps me presse, Messieurs; mais je ne puis pourtant pas
passer sous silence un nouveau traitement de cette névrose obscure,
qui est aussi connue sous le nom de goitre exophtalmique. Vous
savez tous aussi que le traitement actuel consiste à donner de
l'iodure de potassium, du fer, de la digitale, etc.,etc..., à galvaniser
la région du cou. Je vous recommande, avant d'avoir recours à ces
moyens, d'employer systématiquement l'aconitine et la compression
des yeux par un bandage. En 1884, j'ai remarqué que l'aconitine
(l'aconitine cristallisée de Duquesnel exerçait une action calmante
sur la fréquence excessive du pouls « nerveux »; j'entends par
pouls nerveux, un pouls rapide et à haute tension coexistant
avec un cœur normal ; ce pouls est facile à distinguer du pouls rapide que l'on rencontre dans les maladies cardiaques, dans la fièvre,
la faiblesse (1). Dans ces conditions, l'aconitine en pilules de
0,0003 à peu près (ou les pilules de Duquesnel de 0,0005) réduit de
beaucoup la fréquence des pulsations et aussi la tension artérielle.
Dans la maladie de Basedow, je prescris de trois à huit pilules par
jour, assez pour produire un léger engourdissement des lèvres, et,
des extrémités; ce traitement doit être continué pendant plusieurs
jours et même pendant des semaines; j'en fais susprendre l'usage
pendant quelques jours de temps à autre. On est généralement
obligé de donner 2 pilules trois fois par jour. On voit alors la fréquence du pouls décroître peu à peu et, des chiffres maxima de
140 à 160 pulsations par minutes, tomber à 100 et au-dessous, puis
la décroissance devient beaucoup plus lente; mais on obtient souvent 90, 80, et même 70 pulsations à la minute. En même temps,
les yeux et le goitre s'améliorent presque toujours. Ce traitement
n'est jamais nuisible, mais il n'est pas toujours efficace. Je l'ai em-

---

(1) On sait depuis longtemps que l'aconitine ralentit les contractions cardiaques
en général, mais je parle ici d'un effet spécial sur un pouls particulier.

ployé depuis 1884 dans beaucoup de cas de pouls nerveux rapide
avec ou sans goitre et exophtalmie; plusieurs médecins que je
connais l'ont employé avec de bons résultats. On peut donner en
même temps, d'après la méthode classique, l'iodure de potassium,
et galvaniser la région cervicale.

La compression des yeux par un bandage n'avait jamais, à ma
connaissance, été essayée. Je l'ai pratiquée deux fois, et j'ai obtenu
d'excellents résultats ; il y a eu réduction complète de l'exophtalmos
chez une de mes malades. Je prépare un tampon de ouate-coton
ayant exactement la forme de l'œil et pouvant remplir l'orbite; je
le maintiens par trois tours d'un léger bandage de flanelle et exer-
çant ainsi une compression modérée sur les yeux. D'abord je ne
laisse l'appareil en place que pendant une heure deux fois par jour ;
puis on l'applique pendant deux ou quatre heures. Dans le premier cas on laissa le bandage à demeure après quelque temps, de
dix heures du soir jusqu'au réveil, le lendemain matin. Dans le second cas, qui avait duré au moins trois ans et qui a été beaucoup
amélioré par la compression, j'ai examiné souvent l'œil à l'ophtal-
moscope, sans pouvoir jamais noter aucune altération de l'organe.
Il n'est nullement nécessaire de produire une forte compression,
nous cherchons en effet seulement à neutraliser la dilatation des
vaisseaux de l'orbite, dilatation qui est la cause ordinaire de
l'exophtalmie (1).

VI

LE RÉGIME ET L'HYGIÉNE DES MALADES NERVEUX

I

Ce sujet, déjà traité magistralement par mon ami M. Weir
Mitchell, dans ses livres sur le traitement des maladies nerveuses
de la femme, doit être connu de tous les praticiens (2). Bien d'autres auteurs ont exprimé leurs opinions sur ce point dans des
articles de journaux. Vous me pardonnerez donc si je ne traite pas
cet important sujet d'une manière méthodique, et si je ne parle que

---

(1) Une objection pratique contre ce traitement est que le bandage loit toujours être posé par le médecin lui-même, à moins qu'il n'y ait une personne
dans la famille assez intelligente et adroite pour le remplacer après instructions.
(2) Voir *Fat and Blood*, Philadelphia, 1877; aussi *Lectures on diseases of the
nervous system especially in women*, seconde édition, Philadelphia, 1885.

de quelques mesures qui m'ont intéressé tout spécialement et qui m'ont procuré quelques succès.

Régime alimentaire. — Si l'on veut étudier le régime qui convient à une personne névrosée, il est de première nécessité de se rappeler la composition chimique des organes nerveux : le cerveau, la moelle épinière, les nerfs et les ganglions. Je désire d'abord attirer votre attention sur un point, et il est capital, c'est que le système nerveux central et les nerfs périphériques sont formés en grande partie par des substances graisseuses. La constitution de ces substances est complexe, et quelques-unes contiennent un atome de phosphore. La cholestérine (matière grasse non saponifiable) forme à elle seule, d'après Pétrowsky, 52 % de la substance blanche du cerveau desséché. Cette matière entre aussi pour 18.6 % dans la composition de la substance grise du cerveau, qui, elle, contient presque deux fois autant de lécithine (17 %) que la substance blanche. Les matières albuminoïdes sont beaucoup plus abondantes dans la substance blanche (24.7 %). La cérébrine, qui est une graisse unie à une molécule de nitrogène, et qui se comporte plutôt comme un acide dans ses combinaisons, est abondante dans la substance blanche (9 %); par contre elle fait presque défaut dans la substance grise (0.53 %). On peut donc dire, en résumé, que les albuminoïdes l'emportent dans la constitution chimique de la substance grise (la couche corticale du cerveau et les ganglions), tandis que les graisses et les acides gras sont beaucoup plus abondants dans la substance blanche ou médullaire (myéline). On trouve dans les résidus provenant de la combustion de la substance cérébrale une quantité remarquable d'acide phosphorique et de phosphates : 93.57 % d'après Breed. Nous ne savons presque rien des combinaisons normales de ces substances, ni de leurs relations, pas plus d'ailleurs que de leur genèse.

Funke et Wundt pensent que l'énergie dynamogène et la capacité d'oxydation de ces substances doivent être considérables et que les changements de constitution de ces tissus doivent être très rapides. Il est néanmoins surprenant que, écrivant cela en 1885, Wundt paraisse ignorer, en les passant sous silence, les meilleurs documents que nous possédons (1) sur l'activité nutritive (échanges chimiques du cerveau; je veux parler des recherches de Lombard et de Schiff démontrant que l'activité cérébrale s'accompagne toujours d'une élévation de température locale, élévation qui est relativement grande et qui se produit instantanément.

---

(1) *Grundzuge der physiologischen Psychologie,* 3te *Auflage,* vol. I, p. 39 et seq.

Il n'y a pas de lésions appréciables dans les névroses, mais le système nerveux se nourrit certainement mal, et doit être épuisé. Ce défaut de nutrition est quelquefois congénital, il peut être aussi causé par des maladies infantiles sérieuses, ou bien être le fait d'une nourriture insuffisante, ou d'une assimilation incomplète des substances alimentaires destinées à réparer l'épuisement du système nerveux. Dans d'autres cas, une activité nerveuse excessive, comme celle qui accompagne les excès aigus ou chroniques, produit un affaiblissement fonctionnel qui doit être accompagné de déperditions chimiques. Malheureusement, on fait peu d'autopsies de sujets morts de névroses, et si l'occasion s'en présente on ne pratique guère l'analyse chimique des centres nerveux qui, seule, pourra peut-être un de ces jours jeter quelque lumière sur la pathologie de ces troubles dits fonctionnels.

Peut-être, lorsque nous connaîtrons mieux la composition chimique de ces substances nerveuses, lorsque nos méthodes d'analyse seront assez perfectionnées pour nous permettre d'arriver à de bons résultats, aurons-nous alors quelques succès en suivant cette voie que je crois féconde.

Nous savons, et c'est l'anatomie pathologique qui nous l'a enseigné, que le cerveau et la moelle épinière ne participent presque pas à l'atrophie générale qui se produit dans certains états de marasme. Peut-être y a-t-il lieu de tenir compte des conditions physiques dans lesquelles ces organes sont placés, en ce qui concerne la pression atmosphérique. Le contenu de la cavité cranienne ne peut pas changer en totalité. Si les parties solides diminuent de volume, le sérum ou le liquide lymphatique doit les remplacer aussitôt; il est donc probable que la chimie nous révélera un jour qu'il existe un vrai marasme du tissu nerveux (surtout de la substance grise) caché par l'excès de liquide. Je ne puis concevoir un cas grave de neurasthénie cérébrale sans altérations chimiques de l'écorce du cerveau. Nous sommes forcés actuellement de formuler un traitement sur des bases toutes théoriques, et d'après une étude critique des résultats obtenus empiriquement.

Néanmoins, le fait important que les tissus nerveux sont en grande partie composés de graisses et de phosphates doit toujours être présent à votre esprit lorsque vous voulez instituer un régime dans le traitement d'une maladie nerveuse.

Voyons quels sont les résultats que nous pouvons obtenir par l'empirisme et l'expérimentation? Bien des genres d'erreurs peuvent s'y glisser, à cause surtout de l'étroitesse de vue et de l'enthousiasme mal avisé des spécialistes qui publient les résultats qu'ils ont obtenus; mais c'est pourtant sur ces données que nous devons établir un traitement diététique jusqu'à ce que la chimie physiologique ait fait de grands progrès. Voici ce que m'a appris sur ce sujet mon expérience de près de vingt années.

D'abord, lorsque vous voulez prescrire un régime alimentaire à un névropathe, il est bon de lui demander quelle est sa nourriture habituelle. Vous serez frappés en interrogeant vos malades atteints de neurasthénie, de migraines, de névralgies, d'hystérie, du grand nombre de ceux à qui répugnent les aliments gras ; le beurre étant excepté, ils n'en mangent pas. Beaucoup même ne touchent pas à ce dernier aliment. Vous verrez ces mêmes malades absorber souvent en excès des aliments amylacés, du sucre ou de l'alcool. Vous verrez surtout la justesse de cette remarque chez les femmes qui se plaignent de névralgies d'ordre neurasthénique. Ces malades ne boivent également que très peu d'eau, quelques-uns même ont perdu complètement la sensation de la soif, ils disent qu'ils « n'ont jamais soif » (1).

Si vous analysez l'urine de ces malades, vous trouverez que sa densité est très grande; elle contient des cristaux d'oxalate de chaux, souvent aussi de l'acide urique; et si la proportion d'eau est insuffisante on y rencontre nécessairement des urates amorphes. Autrement dit, la lithæmie et l'oxalurie se rencontrent souvent comme éléments concomitants de la neurasthénie, surtout chez les personnes qui présentent des symptômes névralgiques. Ces mêmes dépôts urinaires se rencontrent bien moins souvent dans les grandes névroses, du moins ils n'y sont pas constants. Il y a quarante ans, on se demandait si ces altérations de l'urine étaient le résultat de l'affection nerveuse ou si elles provenaient directement d'une nourriture impropre ou d'une mauvaise hygiène. Aujourd'hui, on penche en faveur de la seconde hypothèse, d'où il s'ensuit que la question du régime a pris une importance considérable dans le traitement de ces névroses. Nous laisserons de côté la théorie de la relation qui existe entre l'oxalurie, la lithæmie (la goutte et le diabète) et les aliments, cela est du domaine de la chimie physiologique et prendrait ici trop de place. Je vous renvoie à l'excellent traité classique de Bence Jones (2), à la leçon clinique de M. Draper de New-York (3),

---

(1) Cet état névropathique a été appelé « hydrodipsie » par M. Mc Elroy, médecin de l'Ohio qui a fait une curieuse étude des deux points extrêmes de la soif, depuis le souffleur de verre qui a besoin de 15 à 20 litres d'eau (et même plus), jusqu'à la femme hystérique qui n'en boit jamais.

(2) *Lectures on Pathology and Therapeutics*. London, 1867.

(3) *American Clinical Lectures*, n° 12, 1876.

qui professe cette théorie et qui recommande son emploi dans la clinique depuis bientôt vingt-cinq ans. Vous trouverez également des détails dans l'ouvrage de Cantani, de Naples (1). Je vous recommande surtout ce dernier ouvrage, bien que l'auteur ignore que les médecins américains l'ont devancé au sujet du traitement diététique de l'oxalurie et de la goutte; il ne rend même pas justice à Bence Jones. Pour ma part, je crois depuis bien des années que l'abus des aliments amylacés et des sucres, si fréquent chez nous, produit en grande partie l'oxalurie et la lithæmie, et, par contrecoup, la neurasthénie. Je me suis conformé dans ma pratique à cette théorie, et je n'ai aucun motif d'en changer aujourd'hui.

Une autre indication du régime des névropathes dérive de ce que nous savons aujourd'hui de l'alcoolisme, et des résultats de l'usage presque exclusif du riz (amidon) comme nourriture. Ces hydrocarbures pris en excès produisent une singulière affection dont le diagnostic est facile; c'est la névrite dégénérative multiple. Ces cas se rencontrent journellement chez les personnes qui ont réduit au minimum les aliments solides et qui vivent surtout de boissons alcooliques. La quantité d'alcool absorbé chaque fois peut être minime si elle est quotidienne. Quel est le *modus agendi* de l'alcool pour produire des altérations inflammatoires (?) du cylindre d'axe et la segmentation dégénérative de la myéline dans certains nerfs cérébro-spinaux? Nous l'ignorons. Peut-être l'action toxique s'exerce-t-elle par l'intermédiaire du sang ou de la lymphe. La névrite multiple endémique, faisant un plus ou moins grand nombre de victimes dans une contrée, dans une ville, sur un navire (le *Béri-béri* de Chine, de l'Inde et de l'Amérique du sud, le *Ka-ké* du Japon) est peut-être due à un poison spécial [microbien (?)]; mais, même dans ces cas, il n'est pas possible de nier l'influence d'un régime composé exclusivement de riz. La preuve en a été faite au Japon, il y a environ six ans; on y vit disparaître presque complètement les accidents morbides très fréquents lorsqu'on eut substitué en 1884 le pain au riz que l'on donnait aux soldats de terre et de mer et aux prisonniers (2). J'ai publié trois cas de Béri-béri en 1886 (3), le premier s'était développé à Cuba, le second dans l'Amérique centrale, le troisième à Para, dans le Brésil. Mon client de

(1) *Specielle Pathologie und Therapie der Stoffwechselkrankeiten*. Édition allemande, 2 vol. 1880.

(2) B. Scheube, *in Deutsches Archiv. f. Klin. medicin*, vol. XXI, p. 141, vol. XXII, p. 83.

(3) *Notes on three cases of Tropical Beri-beri*; *Philadelphia medical News*, 18 déc. 1886.

Para. un commerçant intelligent, me dit que dans cette ville la classe aisée, tout aussi bien que la classe pauvre, se nourrissait de riz, et en prenait, préparé diversement, environ cinq fois par jour; le riz était donc son principal aliment. Le riz, à lui seul, ne suffit probablement pas à produire le Béri-béri; car on sait que cette affection ne fit son apparition au Brésil qu'en 1864, époque à laquelle le riz y fut importé de Chine.

Le fait acquis, et il est remarquable, est que l'abus d'une nourriture solide ou liquide, riche en carbone, peut provoquer une inflammation et une dégénération nerveuse pouvant amener la mort par névrite du pneumogastrique ou des intercostaux. Nous pouvons admettre, par une déduction que je crois exacte et qui peut nous être utile en pratique, qu'un léger abus des mêmes substances (amidon, sucre et alcool) peut produire un mauvais état nutritif, une irritation des organes nerveux capable d'amener une névrite. Certaines neurasthénies, certaines névralgies présentent des symptômes qui ne peuvent être compris que si l'on admet l'existence d'une névrite légère limitée à un nerf ou à un groupe de nerfs.

J'ai été conduit à formuler mes règles de régime par les remarques précédentes, c'est-à-dire le dégoût des névropathes pour les corps gras et pour l'eau, la fréquence de l'oxalurie, les effets nuisibles causés par l'abus des amylacés et des alcools, ainsi que les déductions chimiques tirées des états d'oxalurie ou de lithæmie. Ces règles sont destinées surtout aux victimes de la neurasthésie (mais non aux cas qui dépendent d'une cause périphérique ou accidentelle), aux névralgiques, à ceux atteints de dyspepsies nerveuses.

1. Faites prendre une assez grande quantité d'eau, au moins un litre, en outre du café noir le matin. Une bonne eau ordinaire peut suffire, mais il est préférable de prescrire une eau minérale indifférente, comme l'Apollinaris, la Buffalo, la Giesshübler de Carlsbad(1), qui est une eau de table, etc., etc. C'est aux repas que cette eau doit être prise de préférence, mais je crois qu'il vaut mieux encore que le malade en boive un grand verre trois ou quatre heures après chaque repas. Cette eau a un double but, elle lave l'estomac en entraînant les matières qu'il peut encore contenir, et elle donne au sang et aux tissus les liquides qui leur sont nécessaires. S'il existe un catarrhe de l'estomac, subaigu ou chronique, on donnera de préférence de l'eau très chaude, toujours de la même

____

(1) On peut donner en France les eaux de Saint-Galmier.

manière. La méthode de Salisbury (1) nous paraît ridicule, et elle est certainement quelquefois préjudiciable aux malades; vous savez que ce traitement, par trop exclusif, bien qu'ayant un point de départ scientifique, consiste à supprimer totalement les amylacés et les légumes, et à ordonner un régime d'eau chaude et de viande de bœuf ou de mouton peu cuite.

2. J'emploie tous les moyens, tous les stratagèmes possibles pour faire absorber aux malades des substances grasses : du porc, du gras de bœuf et de mouton, du beurre, de la crème, de l'huile de foie de morue. Beaucoup résistent; mais, si vous avez soin d'habituer le malade à considérer ces diverses substances comme autant de médicaments, vous le verrez s'accoutumer parfaitement à son régime au bout de quelques mois. Chez beaucoup ce dégoût et cette impossibilité apparente de digérer les graisses résulte d'un mauvais exemple donné pendant l'enfance par un parent ou un ami. L'enfant remarque bien vite et s'approprie les phrases telles que « je ne puis sentir ceci », « il ne m'est pas possible de digérer cela »; la répétition, l'habitude, font que cette idée s'enracine dans son esprit qu'il ne peut digérer tel ou tel aliment. Vous savez, par exemple, que beaucoup de personnes s'imaginent qu'elles ne peuvent digérer l'huile de foie de morue; eh bien, quatre-vingt-dix sur cent sont victimes d'une erreur. En pareil cas, j'insiste fort pour que le malade en prenne, mais je commence par en donner seulement une cuillerée à café au moment du coucher, et j'arrive ensuite peu à peu à une ou même à deux cuillerées à soupe. Je ne me sers presque jamais des émulsions pharmaceutiques parce que les phosphates qu'elles contiennent sont presque toujours inactifs (2);

---

(1) Ce soi-disant *traitement de Salisbury*, encore très en vogue aux États-Unis, consiste à prescrire au malade autant d'eau chaude et de bœuf à moitié cuit qu'il peut en prendre. Ce régime doit être suivi pendant des semaines ou même des mois, et cela au grand détriment de certains malades qui pourtant avaient été améliorés au début. J'ai entendu dire qu'il s'est produit quelquefois des symptômes d'anémie sérieuse, de scorbut, et de troubles nerveux; dans les cas que j'ai vus, il y avait des manifestations de même nature, mais légères. Cette méthode est rendue attrayante par une étude microscopique du sang qui fait reconnaître des cristaux extraordinaires, des corps amylacés, etc. Le bon principe de la réduction des aliments amylacés et sucrés a été ici exagéré grossièrement. Ce régime théâtral, pour ainsi dire, est tout à fait inutile, et singulièrement morne; il n'indique pas au malade quelle règle il doit suivre, c'est-à-dire quel est le régime qui convient à ses aptitudes digestives et à ses tendances pathologiques. — Les praticiens ont donc unanimement condamné ce « traitement ».

Notons en passant cette remarque intéressante qu'il est bien plus facile à cet inventeur de faire suivre sa méthode aveuglément aux malades, qu'à nous d'obtenir que nos malades suivent un régime modéré et rationnel; tant est grand l'attrait qu'exerce sur l'homme tout ce qui est hardi et outré.

(2) Je fais une exception pour l'émulsion pancréatique de Savory et Moose, de

j'ordonne néanmoins parfois certaines émulsions qui contiennent des éléments actifs et bien dosés tels que le phosphore, la quinine, l'iode (1) ; mais je préfère en général l'huile pure, la plus claire et la plus pâle, et je la donne à des doses suffisantes et sans préjudice des autres remèdes. Je vous conseille de faire prendre l'huile pure nageant sur un peu d'eau glacée ; le chocolat et l'écorce de citron sont les meilleurs moyens d'en faire disparaître le goût. Jamais on ne doit donner du cognac ou du whisky pour « faire passer » l'huile, à moins que l'usage de l'alcool ne soit clairement indiqué. Il n'y a pas d'heure pour prendre l'huile de foie de morue ; le malade peut la prendre quand bon lui semble ; pourtant elle paraît être mieux tolérée après les repas.

L'huile de foie de morue peut être remplacée par le lard ; cela est utile pour certaines personnes qui ne peuvent vaincre à aucun prix leur répugnance pour l'huile de foie de morue. L'idée de susbtituer la graisse de porc à l'huile de foie de morue n'est pas de moi, elle vient d'un médecin de campagne américain dont il m'a été impossible de savoir le nom. On prépare cet aliment (dont je me sers avec succès depuis bien des années) de la façon suivante : on choisit un carré de porc salé dans la région des côtes ; ce morceau doit être le plus épais possible, ferme et presque sans viande rouge ; on le fait bouillir jusqu'à ce qu'il soit complètement cuit, mais il doit conserver toute sa fermeté et toute sa graisse ; on le place alors dans une glacière ou dans un endroit très frais. Lorsque l'on veut l'utiliser, on coupe, au fur et à mesure du besoin, avec un couteau très effilé, quelques tranches très minces et très régulières. Naturellement cette opération ne doit pas être faite devant le malade et on a soin de lui servir les tranches préparées de la façon la plus appétissante possible. Une fine tranche de lard est placée, après avoir été assaisonnée de sel et de poivre, ou de moutarde, ou mieux de sauce anglaise dite « Worcestershire » entre deux tranches de pain extrêmement minces. Le malade peut prendre facilement aux repas ou entre les repas, en deux ou trois fois, six à huit de ces tartines.

Souvent le malade mange volontiers 50 à 60 grammes de beurre par jour, quantité plus grande qu'à l'ordinaire. La bonne crème

---

Londres, qui m'a donné de bons résultats. J'en fais prendre une forte cuillerée à café soigneusement mélangée à une tasse de bon lait chaud, entre les repas et à l'heure du coucher.

(1) Dans presque toutes les émulsions et autres préparations complexes d'huile de foie de morue en vente chez les pharmaciens, les doses des médicaments ajoutés sont beaucoup trop faibles.

peut encore remplacer l'huile de foie de morue ; je la donne d'ordinaire, ainsi que le lait, entre les repas.

Mais, dira-t-on, puisque le but que nous cherchons à atteindre
est de fournir des substances grasses au système nerveux, pourquoi ne pas se servir des autres substances qui contribuent à en-
graisser le corps, comme le sucre et l'alcool ? A cela je répondrai
que l'huile, la crème, le beurre, le gras de viande, sont des substances toutes prêtes à être émulsionnées et absorbées dans l'in-
testin, tandis que l'alcool, le sucre et plus encore les matières
amylacées, doivent être au préalable transformés en corps gras
par une action chimique très compliquée. Or, chez bien des malades ces actions chimiques sont imparfaites, et, dans tous les cas,
c'est demander un surcroît de travail à un organisme déjà affaibli.
Dans la plupart des cas l'excès de carbone contribue à former de
l'acide oxalique et de l'acide urique, au grand préjudice du malade.

3. Pour un grand nombre de malades nerveux je diminue la
quantité de nourriture amylacée et sucrée afin de réduire le travail
chimique, pour faciliter une oxydation complète, et aussi souvent
à cause de l'existence de l'oxalurie et de la lithæmie. Je ne vois pas
la nécessité de soumettre les sujets à un régime sévère comme s'ils
étaient goutteux ou diabétiques ; c'est pour cela que je trouve inutile, irrationel et même dangereux le système de Salisbury, bien
qu'il paraisse produire, au début, de bons effets (1).

Les Américains prennent tous les jours une quantité excessive de
substance amylacée. Au premier déjeuner il y a d'abord du pain
(de qualité plus ou moins bonne), de la farine d'avoine (*oatmeal*)
ou de blé, souvent des pommes de terre avec de la viande, enfin des
gâteaux de sarrasin (*buckwheat, cakes*), de riz ou de maïs, que
l'on mange à la fin des repas avec du sirop ou du sucre. On mange
peu de matières azotées, et surtout de viande (2). Ce mélange de

____

(1) Un médecin américain, Salisbury, a préconisé un traitement spécial aussi
contre la goutte et le rhumatisme.

(2) Je critique ici les repas américains, mais je dois pourtant convenir que le
principe d'un premier repas solide, composé de viande, d'œufs et de vrai café,
est excellent. Ce déjeuner pris à 6, 7 ou 8 heures du matin donne des forces pour
le travail de la journée ; il est, d'après moi, une des causes de la grande énergie
et de la grande production économique des peuples du Nouveau-Monde et des
Anglais ; et je ne suis pas surpris que les ouvriers de l'Europe continentale soient
obligés de prendre un ou deux « petits verres » après leur café au lait (ou leur
lait au café). Une critique sévère du régime des nations continentales est tout
aussi facile, mais nous ne rencontrerons pas chez elles un abus d'aliments amylacés ou sucrés ; qu'il me suffise ici de vous dire que leur premier déjeuner est
tout à fait insuffisant, et que l'on croit à tort que le vin et la soupe (deux fétiches!)
ont des propriétés très nutritives.

matières diverses auxquelles nous devons ajouter du café très léger, du lait et du sucre, constitue le milieu le plus favorable à la fermentation. Il en résulte d'abord des renvois gazeux souvent très intenses, plus tard viennent les conséquences plus sérieuses : elles sont produites par l'oxydation incomplète des ingesta. Les mêmes substances amylacées se retrouvent aux autres repas, mais en moins grande quantité ; la plupart des familles y prennent des pommes de terre, des gâteaux, des poudings, des tartes, etc.; dans bon nombre de familles le souper aussi est un repas qui semble fait exprès pour engendrer l'oxalurie et la dyspepsie ; le plus souvent il n'y a pas de viande mais du pain, du beurre, des confitures, des gâteaux, des huîtres, du thé et du café.

Dans les familles qui se nourrissent le mieux, qui prennent à chaque repas des substances azotées ou animales, il y a presque toujours aussi un abus de matières sucrées ou amylacées. J'ai à vous signaler une faute commise généralement en Amérique, c'est de manger le matin, à jeun, une ou deux oranges ; on introduit ainsi dans l'estomac 50 à 60 grammes d'un liquide acide et sucré ; or, nous savons que les acides empêchent la production du suc gastrique, tandis que les alcalis l'excitent ; il y a donc retard dans la sécrétion de ce suc. Dans les cas de lithæmie, d'oxalurie et de dyspepsie nerveuse, cette boisson (je puis bien l'appeler ainsi) augmente la formation des acides oxalique et urique. Cette mauvaise habitude a été importée de Cuba (mais les Cubains prennent simplement le matin du café et du chocolat après leurs oranges), et je désirerais vivement que nos médecins employassent toute leur influence pour la faire disparaître. Je pense que le meilleur apéritif pour le premier déjeuner est simplement un verre d'eau, à la température ordinaire pour les personnes saines, très chaude pour les dyspeptiques ; mais cela n'est pas absolument nécessaire si l'on se porte bien.

Voici comment j'amène mes malades à restreindre la quantité d'éléments sucrés ou amylacés qu'ils prennent pour leur nourriture : le café ou le thé du premier déjeuner doit être pris sans lait et sans sucre ; j'interdis les pommes de terre (des deux espèces) (1), pendant 3 ou 4 semaines ; puis, je les permets 3 fois par semaine, ou bien 1 fois par jour. Les bouillies d' « oatmeal » et de blé « wheaten grits » doivent être interdites pendant quelque temps, puis tolérées en petites quantités ; par exemple, je laisse prendre au malade

---

(1) On se sert beaucoup en Amérique de la patate ou pomme de terre sucrée, qui est agréable et a une certaine valeur alimentaire.

une cuillerée à bouche d' « oatmeal » *après* le déjeuner et dans beaucoup de crème. Remarquez que j'ai dit *après* le déjeuner, et ce point a son importance, car on prend d'ordinaire la bouillie au commencement du repas et l'on ne mange des œufs et de la viande que s'il reste de l'appétit. La meilleure des nourritures, celle qui fortifie le plus, qui fait rentrer le plus de suc gastrique, et dont la digestion est la plus simple, c'est-à-dire le bœuf, le mouton, la volaille, le gibier, les œufs et le poisson, sont les aliments qui doivent être pris tout d'abord et presque exclusivement.

Je diminue la dose quotidienne de pain ; s'il en mange, le malade doit le prendre rassis ou grillé. Je n'aime pas que les malades consomment des pains de fantaisie, à l'exception de celui qui contient l'écorce de blé ou du son ; et, dans mon opinion, le meilleur des pains est celui qui est le plus blanc, le plus léger et le mieux cuit. Pour ce qui est du dessert, je supprime celui qui contient le plus d'amidon et de sucre ; j'autorise les fruits et quelques compotes, les glaces simples, les noix, mais à la condition que ces mets seront, comme le pain, pris en plus petite quantité que d'habitude. Dans certains cas, tous les fruits acides doivent être défendus.

Lorsque j'ai fait l'énumération de ce régime au malade, celui-ci s'écrie : « Mais, docteur, que vais-je manger avec ma viande ? vous m'enlevez les légumes. » En Amérique beaucoup de personnes ont l'habitude de n'employer presque uniquement que les pommes de terre, et bien des personnes semblent ignorer qu'elles ont à leur portée de nombreux légumes qui contiennent peu d'amidon, ou même qui n'en contiennent pas du tout (1). Lorsque l'on m'objecte cette raison, que l'on n'a pas d'autres légumes, je demande aux malades comment faisaient leurs ancêtres avant l'apparition de la pomme de terre, il y a un siècle environ ? Je pense que les légumes verts ont une réelle valeur alimentaire et j'en fais manger souvent à mes malades : j'ordonne surtout les épinards (préparés sans graisse) et les autres « verdures », les haricots verts, le céleri blanc cru (2), les asperges, les navets, les choux-fleurs, les salades de toute sorte, les concombres, les tomates (sauf dans les cas d'oxalurie). Les choux et les oignons sont des légumes non amylacés qui sont beaucoup mieux digérés crus que cuits. Les pois, le riz, le maïs, sont des ali-

---

(1) C'est l'équivalent de l'habitude de la soupe dans l'Europe continentale, ces deux aliments ont une certaine valeur, mais on ne doit pas l'exagérer.

(2) Si le céleri est blanc et cassant, on doit le considérer comme se digérant très bien ; c'est un des premiers végétaux dont je permets l'usage dans les cas de dyspepsie grave, lorsque la guérison est assez avancée pour que l'on puisse donner autre chose que le lait.

ments intermédiaires et doivent, comme le pain, être mangés modérément. Si l'on est un peu au courant des légumes que l'on peut
trouver au marché, ou si l'on se sert de légumes de conserve de
première qualité, que je ne crois pas nuisibles (1), on peut répondre
au malade et lui persuader que son régime sera toujours varié. Je
ne défends nullement les cornichons (pickles) et les condiments, et
même, depuis bien des années, j'ai pris l'habitude de faire une
sorte de marché avec mes jeunes nerveuses en leur permettant de
manger de temps en temps des « pickles », à la condition qu'elles
ne prendront jamais de bonbons (2).

Presque toutes les soupes sont indigestes; j'autorise parfois le
bouillon simple; peut-être a-t-il une certaine valeur nutritive en
lui-même; en tout cas il favorise la formation du suc gastrique (3).

Les viandes, les poissons, les œufs doivent être cuits simplement,
c'est-à-dire bouillis, rôtis ou frits. Je défends toutes les sauces
sauf le jus de viande et sauf les assaisonnements de la salade ou
des légumes qui se font avec du vinaigre, de l'huile, du poivre, du
sel; je préfère le jus de citron au vinaigre, car ce dernier est
souvent falsifié. Les salades que l'on sert avec une mayonnaise ne
sont pas bonnes; le homard et la langouste ne sont pas indigestes
servis avec du jus de citron.

Je recommande les procédés de cuisson les plus simples dans les
névropathies où il y a une dyspepsie évidente, ainsi les viandes
devront être rôties ou grillées (4); le poisson devra être frit à la
condition qu'il soit protégé contre la graisse par une enveloppe de
pâte qu'on retirera ensuite.

Les repas devront être simples; je demande toujours aux
malades de ne manger que de deux ou trois plats; un dîner trop
complexe est nuisible au meilleur estomac, il est dangereux pour
celui qui digère mal et lentement.

----

(1) Il existe en Europe un préjugé contre les légumes conservés en boîte ou
en bouteille, mais il est très rare d'en trouver de mauvais, et beaucoup sont
d'une qualité excellente. Ne pas en prendre c'est se priver de divers légumes à
bon marché pendant la saison d'hiver. Je sais qu'en Europe, dans les meilleurs
hôtels, on donne des petits pois et des haricots verts conservés; mais, contra-
diction extraordinaire! on n'emploie ni les asperges, ni les tomates, ni le maïs,
ni l'artichaut, on n'a donc presque pas de légumes en hiver, c'est-à-dire pendant près de la moitié de l'année, sauf à Paris.

(2) Ceci ne peut être compris que si l'on sait que les Américaines adorent les
bonbons (candy). Il y en a qui en mangent tous les jours.

(3) Herzen, *la Digestion stomacale*....., p. 121.

(4) On sait peu, malheureusement, griller les biftecks, les côtelettes et les
jeunes poulets (poulets de grain), sur l'ancien continent, excepté pourtant à
Paris. Partout ailleurs ces viandes vous sont servies cuites dans la graisse dans
une casserole et inondées de l'inévitable sauce.

Il ne faut pas permettre les boissons alcooliques dans les neurasthénies, les névralgies, et chez les personnes atteintes de lithæmie qui ressentent vivement les effets de ces liquides (une cuillerée à café de cognac ou de wisky peut causer des douleurs dans certains cas). Je laisse prendre pourtant quelquefois, à un ou à deux repas un petit verre de bon bordeaux ou une cuillerée à soupe de bon wisky; mais ces doses doivent être mesurées comme si elles étaient un médicament.

Je blâme énergiquement la pratique qui consiste à prendre « une cuillerée ou deux », selon l'expression des malades, de cognac ou whisky, lorsqu'ils ses entent faibles ou incommodés, ou bien encore comme apéritif; et je regrette d'avoir à dire que souvent cette habitude a été prise après le conseil irréfléchi d'un médecin. J'oblige mes malades à cesser cette habitude.

Vous comprenez sans doute, Messieurs, que tout ce qui précède a trait à un régime normal : il convient à tout le monde, et, pour ma part, c'est ainsi que je vis.

On modifiera ce régime dans les cas où la dyspepsie est plus accentuée. Est-il besoin de dire que l'oxalurie ou le diabète demandent des régimes spéciaux?

Je vous assure que l'on est bien récompensé si l'on fait attention au régime de son malade et si on lui donne par écrit des instructions minutieuses. Rappelez-vous toujours, au moment de formuler ce régime, que presque tout le monde prend trop de carbone, que la dyspepsie, la lithæmie, l'oxalurie, la goutte, le diabète, sont des cousines sinon des affections sœurs; et enfin rappelez-vous que vous n'allez instituer un régime que pour le malade que vous avez devant les yeux et que vous devez respecter ses idiosyncrasies pour certains aliments, jusqu'à un certain point du moins. Contrôlez toujours ses assertions parce qu'il peut chercher à vous tromper s'il n'aime pas certains aliments que vous lui jugez nécessaires.

En ce qui concerne le lait, je vous renvoie à vos livres et aux travaux récents qui traitent des meilleures préparations du lait; je parlerai pourtant d'un point sur lequel on n'a pas assez insisté, je crois : il n'est pas bon d'absorber ensemble le lait et les aliments solides; une personne bien portante, digérant bien, peut le faire, mais non un malade. En effet, le lait constitue alors une portion supplémentaire de substance azotée, et la caséine nécessite, pour être digérée, une quantité plus grande de suc gastrique. Souvent je fais prendre un grand verre de lait entre les repas, et un verre à l'heure du coucher. Dans quelques cas d'oxalurie et de lithæmie,

il est bon de prescrire qu'un ou deux des trois repas principaux
se composera exclusivement de lait, d'un litre de lait bu lentement
dans l'espace d'une heure. Je fais souvent ajouter au lait une pincée de bicarbonate de soude et une de sel ordinaire ; et on peut
permettre quelquefois un petit biscuit avec chaque verre.

Depuis quelques années on a proposé et prescrit un régime
extraordinaire pour traiter les épileptiques ; on a voulu les nourrir
de substances farineuses et végétales sans donner de viande. On
croyait que la nourriture animale azotée était excitante et favori-
sait les convulsions. Je suis heureux de dire que cette fantaisie
médicale tend à disparaître, car elle n'a aucun fondement. J'ai vu
bien des épileptiques dont l'état s'était beaucoup aggravé par
l'essai de cette méthode jointe à un traitement bromuré mal ins-
titué. Ils se sont rapidement améliorés avec une médication systématique et avec un régime normal, mais réglé. A propos de ces
malades, je vais vous recommander une règle alimentaire. Le repas
du soir doit être très simple et très léger, se composer de lait ou d'un
peu de viande ; ils ne doivent pas manger avant de se coucher. On
admet généralement que se coucher avec l'estomac plein est une
cause directe d'attaques nocturnes ou matinales. Je ne comprends
pas bien comment la physiologie peut justifier le refus d'une nourriture animale aux épileptiques, car cette nourriture est celle qui
donne les meilleurs matériaux nutritifs au corps et au système
nerveux. *A priori* (si un tel raisonnement était permis) je m'atten-
drai à ce qu'un régime amylacé conduisît au nervosisme et aux
convulsions, en produisant l'oxalurie ou la lithæmie. Pour ce qui
est du reste de l'hygiène des épileptiques, je tâche de restreindre
aussi peu que possible leur nourriture, leurs distractions et leurs
occupations. Les restrictions doivent être, selon moi, plutôt quan-
titatives ; ainsi je permets à beaucoup de mes épileptiques d'aller
au théâtre, à des soirées intimes et tranquilles, mais à la condition
qu'ils se coucheront ordinairement à onze heures du soir, au plus
tard, de temps en temps à minuit. Avant d'aller à ces distractions,
ils doivent prendre un surplus de bromure. Le travail régulier de
l'école est sans doute excessif pour certains enfants épileptiques,
mais d'un autre côté l'oisiveté n'est pas bonne ; je prescris donc
de deux à quatre heures d'étude à l'école, ou un enseignement
privé dans quelques cas. J'interdis les jeux qui nécessitent un
exercice violent, tels que les jeux de balle, les courses, etc... En
général on peut dire que le meilleur genre de vie pour un épileptique est celui qui, tout en étant monotone, lui donne de l'occupa-
tion. Les bons effets de la monotonie, ou de la régularité de la vie,

sont démontrés par les rémissions remarquables que l'on observe en dehors de toute médication, lorsque le malade a été placé dans un asile ou dans un hôpital.

Un problème qui a fait s'évertuer bien souvent les médecins les plus habiles est celui-ci : donner au système nerveux le phosphore et les phosphates qui entrent dans sa composition dans une pro‑ portion si considérable (93 + 57 pour cent des cendres). Les officines pharmaceutiques sont encombrées de préparations de phosphates, d'hypophosphites, portant des noms superbes, mais nous n'avons aucune preuve expérimentale ou clinique de leur utilité, nous ne savons pas si elles sont assimilables. Le phosphore doit être donné pur, en solution dans l'alcool et la glycérine (solution de Thompson dont 4 gr. contiennent 0,003 de phosphore) ou dans une huile fixe (*oleum phosphoratum*), ou encore sous forme de pilules. Les pilules (ou granules) fabriquées en grand (en Amérique) contiennent des doses beaucoup trop faibles de phosphore (il devrait être administré en doses de 0,001 à 0,03). Les pilules et l'huile doivent être prises après les repas; la solution de Thompson doit être bue lorsque l'estomac est vide et sans ajouter d'eau. Une bonne nourriture apporte à l'organisme une quantité appréciable de phosphore assimilable.

Pour ce qui est de certains plaisirs, tels que le tabac et les rapports sexuels, je ne suis pas trop sévère, trop dogmatique. Un léger cigare par jour ne cause aucun dommage (c'est-à-dire ne retarde pas la guérison) à la plupart de mes nerveux; et je crois qu'il existe peu de cas dans lesquels il soit totalement nécessaire d'interdire l'usage du tabac; ce serait pour beaucoup un trop grand sacrifice, que nous ne devons exiger que pour des raisons sérieuses. Quant aux relations sexuelles, je ne les recommande jamais aux jeunes gens comme moyen thérapeutique ou hygiénique. Les raisons qui m'ont conduit à suivre cette règle dès le début de ma pratique sont complexes mais de force majeure. On prétend que la continence produit des troubles nerveux ; mais, Messieurs, ceci est faux, à moins que l'imagination du malade n'ait été préalablement pervertie ou qu'il n'ait déjà des habitudes vicieuses. Aux malades mariés, je recommande, comme pour ce qui est de fumer, une grande modération ; deux ou trois rapports par mois. Il vous sera d'ailleurs facile de juger si l'acte sexuel est nuisible. Je conseille souvent l'emploi d'un lit séparé (1) pour préserver le malade des

---

(1) En Amérique, les personnes mariées couchent presque toujours ensemble, même dans les classes riches.

mouvements inconscients, des ronflements de son compagnon et aussi pour éviter les excitations sexuelles accidentelles et non satisfaites que je crois très épuisantes. Bien des malades qui avaient des insomnies dorment mieux seuls dans un grand lit. Si le malade craint d'être seul, une autre personne peut occuper un autre lit dans la même chambre.

J'ajoute à ce que j'ai dit sur le tabac que l'on doit en user le moins possible et que le malade ne doit ni aller, ni rester longtemps dans des endroits dont l'atmosphère est enfumée, salles de cercle, etc.

TROISIÈME LEÇON

II. — Du repos.

Nous savons déjà que le repos est un remède très efficace contre
la chorée. Le repos absolu, l'éloignement du malade de sa famille,
sont aussi très bons dans l'hystérie et la neurasthénie. Vous trouverez des détails sur ce mode de traitement dans les ouvrages du
médecin distingué dont il porte le nom, M. Mitchell; vous savez
qu'on l'appelle encore le « rest-treatment ».

Dans la plupart des cas de neurasthénie et de dispepsie nerveuse,
de migraine, de névralgie, etc.; il suffit d'ordonner un repos partiel; ce repos incomplet est le seul qui soit à la portée de bien des
malades; vous savez qu'il y en a peu qui puissent entrer dans un
sanatorium ou voyager avec quelqu'un qui les surveille pendant
deux ou trois mois. Je suis donc forcé d'ordonner dans ces cas
deux moments de repos physique et psychique tous les jours; le
malade s'enfermera dans une chambre bien tranquille, loin de tout
bruit, et il restera couché pendant une heure ou deux. Il n'est pas
absolument nécessaire qu'il se déshabille, mais je recommande aux
femmes de quitter leur corset. Le malade doit être tout seul, et il
doit lire ou s'occuper à songer aux jours heureux qu'il coulera
lorsqu'il sera guéri. C'est, Messieurs, un traitement par la *suggestion* à l'état de veille, que vous ne devez jamais négliger. Engagez
vivement le malade à songer à l'avenir et à écarter de lui tout
souvenir pénible du passé; conseillez-lui de ne faire aucune attention à ses nombreuses paresthésies, aux sensations multiples qu'il
éprouve; il faut surtout qu'il s'occupe de ce qu'il fera lorsqu'il sera
guéri. Ce traitement exige de votre part et de la part des personnes

qui approchent le malade des raisonnements judicieux, persuasifs et destinés à remonter le moral du sujet; bien entendu, c'est vous, médecins, qui avez ici le plus grand pouvoir.

Si le malade habite un appartement trop petit pour qu'il puisse y trouver le repos nécessaire, je l'envoie chaque jour passer une heure ou deux dans une maison amie; ou, si c'est une femme (et c'est le cas le plus fréquent), je me contente de faire, pendant les heures de repos, éloigner ses enfants, et condamner sa porte à toutes les visites. On peut donc, même dans les conditions sociales les plus défavorables, procurer à ses clients le repos nécessaire. Il est très difficile d'obtenir, dans les premiers temps, du moins, un repos complet; la malade, agacée, est plus nerveuse, parfois même il lui semble qu'elle doit s'enfuir; puis, si elle y met de la bonne volonté et de la persévérance, l'habitude de se reposer s'établit.

III. — DE L'ISOLEMENT.

C'est dans l'hystérie que la réclusion donne les effets les plus heureux, principalement dans les cas où il y a simulation d'une maladie grave, où le malade refuse la nourriture, dans la léthargie (sommeil hystérique), etc. Quarante-huit heures de séparation absolue des parents et du monde suffisent parfois pour guérir ou pour améliorer beaucoup certains cas d'hystérie que vous me permettrez de nommer « hystérie de fantaisie ». Voilà bientôt quinze ans que j'emploie ce mode de traitement et il m'a donné d'excellents résultats. En 1878, je vis une jeune fille de 13 ans, née d'un médecin bien portant et d'une mère nerveuse et choréique; l'enfant avait souvent vu sa mère dans ses attaques et, depuis plus d'une semaine, elle se plaignait d'une « névralgie terrible » de la main et de l'avant-bras du côté gauche; aucun traitement, ni local, ni interne, n'avait pu la soulager. En apparence, elle se portait bien et ne souffrait que de sa main qu'elle tenait immobile, raide, les doigts rapprochés en forme de cône; elle prenait des précautions infinies pour n'être ni touchée, ni remuée. La douleur, disait-elle, remontait le long du bras, mais ne paraissait pas suivre un trajet nerveux quelconque. Elle ne présentait ni anesthésie, ni atrophie, ni décoloration du membre; elle avait seulement une hyperesthésie exagérée. Sa mère était aux petits soins pour elle, et son père, afin de

ne pas la quitter, avait presque abandonné sa clientèle; ses amies
venaient la voir, lui écrivaient, lui envoyaient des fleurs, en un
mot, elle était très gâtée. Ajoutons à cela qu'elle n'avait jamais eu
de symptômes hystériques vulgaires et ceci n'est pas rare dans les
cas d'hystérie simulatrice (neuro-mimisis). Après quelques jours
d'observation, j'acquis la certitude que j'étais en présence d'une
douleur imaginaire ou psychique chez un sujet hystérique; après
avoir essayé en vain plusieurs remèdes, je pus obtenir des parents
l'autorisation d'essayer un traitement moral pendant une semaine.
Je fis enlever de la chambre tout ce qui la garnissait, j'éloignai les
visiteurs, j'interceptai les bouquets et les lettres, et les parents eux-
mêmes ne vinrent plus voir la malade à laquelle on fit porter ses
repas (repas très simples) par une bonne qui ne devait pas lui
adresser la parole. Ceci fut fait pendant une après-midi; le lendemain, à l'heure du déjeuner, profitant de ce que sa porte était en-
tr'ouverte, elle cria si fort, que son père, qui était à l'étage au-
dessous, l'entendit : « Papa, je vais mieux! » Le lendemain, elle
descendit l'escalier, guérie, et depuis elle n'a jamais rien ressenti.
Ce cas était un de ceux qui, à en juger par ce que nous connais-
sons de l'hystérie locale, se serait aggravé par un traitement médical et par des soins déplacés. La « névralgie » de cette jeune
fille se serait probablement propagée à d'autres régions, il en
serait résulté des attaques convulsives, elle aurait peut-être refusé
de se nourrir, et elle serait devenue alors une hystérique incurable. Souvenez-vous, Messieurs, que c'est en 1878 que j'ai inau-
guré ce mode de traitement; depuis, il m'a donné des succès nombreux, en le faisant varier plus ou moins suivant les cas.

Si vous proposez un traitement consistant en repos absolu ou en
réclusion, la famille du malade vous demande toujours qu'il soit
suivi à la maison. D'ordinaire, ceci mène à un résultat nul, surtout
s'il s'agit d'une femme fatiguée, qui s'est épuisée en élevant ses
enfants, très préoccupée par son ménage. La malade doit changer
complètement de milieu, et, si cela est possible, aller habiter une
autre ville ou la campagne. Chez elle, mille objets, mille bruits lui
suggèrent des pensées relatives aux objets qui l'ont fatiguée; elle
se tourmente souvent à la pensée qu'elle néglige ses devoirs do-
mestiques; il est donc absolument nécessaire qu'elle quitte sa
maison, qu'elle aille dans un hôtel, dans une pension, chez des
amis, où elle voudra, partout où elle recevra les soins que nécessite
son état. Vous pourrez, il est vrai, traiter chez elles certaines hystériques, et avec succès, si la famille vous aide sincèrement; mais,
dans ce cas, il est indispensable d'avoir une excellente garde-

malade que vous choisirez vous-même, et vous interdirez aux parents de voir la malade (1).

IV. — DE L'HYDROTHÉRAPIE.

L'emploi judicieux de l'eau froide m'inspire une grande confiance ; j'ai peu usé des compresses (pack), cependant des applications de compresses froides sur l'épigastre ou l'abdomen m'ont donné de bons résultats dans la neurasthénie et la dyspepsie nerveuse ; ces résultats ont aussi été excellents dans certains cas d'irritabilité avec faiblesse des organes génitaux. La compresse ne doit être laissée en place que pendant un temps limité, environ 1/2 heure ou 1 heure.

Dans mon traitement des névroses, je donne une grande place à la réaction produite par l'eau froide, j'obtiens ainsi une amélioration durable de la circulation.

1° *Douches froides.* — La douche froide peut être générale ou bien donnée seulement sur la colonne vertébrale ; elle doit durer de 5 à 20 secondes, montre en main (2) ; le jet doit en être fort et la tête du malade sera toujours protégée par un capuchon en toile cirée. Ce que j'appelle « la douche spinale courte » m'a paru produire de bons effets dans les névroses et dans la sclérose spinale postérieure. — Ces douches sont bien mieux données dans un établissement qui possède l'installation nécessaire ; mais malheureusement, les « water-cures » ne sont pas ce qu'elles devraient être, aux États-Unis, et les ordonnances du médecin sont en général méconnues dans ces établissements ; les doucheurs agissent à leur guise et font prendre aux malades (c'est par eux que je le sais) des bains complets ou leur appliquent pendant longtemps des compresses (Packs), ou les mettent dans le bain électrique.

Il est souvent possible de soigner le malade chez lui et de lui faire donner sa douche par un parent ou un domestique au moyen d'un tuyau en caoutchouc terminé par une lance.

---

(1) Naturellement, lorsque l'on trait une névropathe par l'isolement ou le repos, il est nécessaire d'avoir une garde-malade diplômée, dans laquelle on ait une confiance absolue et qui sache faire un peu de massage, etc.

(2) Dans certains cas la douche peut être donnée pendant une ou même deux minutes ; mais ceci tend à épuiser le malade, à moins qu'il ne soit très fort ou en très bonne santé. Dans presque tous les établissements hydrothérapiques la durée de la douche est, je crois, trop prolongée.

S'il n'y a pas dans la maison une pression d'eau suffisante, on jettera une cruche d'eau dans le dos du malade, mais dans presque toutes les villes nos maisons possèdent de l'eau sous une assez forte pression.

2° *Les frictions* faites avec une serviette ou un linge imbibé d'eau froide (de préférence d'eau salée) doivent être faites de la façon suivante : le malade, nu, se tient debout dans une chambre chaude ; puis l'infirmier ou le masseur le recouvre entièrement du drap mouillé et le frotte avec vigueur sur tout le corps. Ceci doit durer deux à trois minutes. Le malade se couche ensuite sur un canapé ou sur un lit pour être massé ou simplement frotté ; cette dernière opération dure, en général, trop longtemps. elle ne doit être faite pour des personnes robustes que pendant trente ou quarante minutes ; pour des personnes délicates un massage de dix à quinze minutes est bien suffisant. Je vous conseille, Messieurs, de bien surveiller vos garde-malades, car presque tous sont persuadés que l'opération doit durer une heure. M. Douglas Graham, de Boston, et M. Murrel, de Londres (deux autorités du massage), enseignent qu'une séance doit toujours être de moyenne durée et ne doit jamais fatiguer le sujet.

3° Bien des malades se font tous les jours des *lotions avec de l'eau froide* (le « sponge-bath ») et je leur conseille de faire cela peu longtemps, de ne pas dépasser deux minutes ; pendant cette opération, si c'est en hiver, il est bon que le malade ait ses pieds dans un baquet d'eau chaude, puis il doit se frictionner vigoureusement ou, s'il n'est pas fort, une autre personne doit lui rendre ce service. Si la réaction est lente ou incomplète, il est préférable de faire prendre l'ablution à l'heure de se coucher, à la condition que le malade se mettra au lit immédiatement après ; la réaction sera ainsi plus complète.

4° *Les bains de pieds froids* ont été très recommandés dans la neurasthénie et dans les paresthésies cérébrales faussement appelées hypérémies cérébrales ; les jambes et les pieds doivent être immergés pendant une, deux ou trois minutes, puis vigoureusement frictionnés ; on peut ainsi obtenir une forte réaction (1).

5° Vous rencontrerez, quelquefois, deux états morbides des extrémités tout à fait opposés, que l'hydrothérapie peut soulager,

---

(1) Je prescris toujours, lorsque cela est possible, que la friction soit faite par une personne autre que le malade. C'est une opération très fatigante que de se bien frictionner, et l'épuisement qui en résulte détruit en grande partie les résultats de la douche.

je veux parler des personnes qui ont constamment les mains et les
pieds froids ou brûlants : ce dernier état doit être traité par une
douche aussi chaude que possible deux fois par jour. Je fais exactement le contraire dans le cas de refroidissement des extrémités ;
j'ordonne un bain d'eau très froide pendant deux ou trois minutes,
ou bien une douche froide. J'ai rendu aux pieds de bien des personnes leur chaleur normale en les leur faisant frictionner, matin
et soir, sous un courant d'eau froide ; l'amélioration survient après
dix ou quinze jours.

Permettez-moi de vous dire, à propos du froid aux pieds, comment
ces organes doivent être vêtus : l'expérience m'a appris que les bas
trop chauds, surtout les bas de laine, refroidissent les pieds ; vous
obtiendrez, au contraire, une amélioration rapide en faisant porter
des bas très légers de fil ou de coton. Voici l'explication de ce fait,
elle n'est pas bien difficile à trouver : les bas ou les chaussettes de
laine produisent une transpiration qui a lieu dans une enveloppe à
peu près imperméable, qui est le soulier. L'évaporation ne peut
avoir lieu, et les pieds étant mouillés se refroidissent. Dans le cas
contraire, lorsque l'on fait usage de bas ou de chaussettes de fil ou
de coton, il n'y a pas ou peu de moiteur, du moins dans les conditions normales, et les pieds restent chauds. Pour le reste du corps,
il se produit toujours une évaporation rapide, malgré les vêtements :
l'emploi de la laine est donc permis, je le recommande même.

Ce traitement hydrothérapique ne doit pas être interrompu plus
de deux jours au moment des règles, car, après ces deux jours, il
est rare que l'ablution froide arrête le flux cataménial.

6° Ceci nous amène à parler d'un point dont l'importance est
considérable, la diminution du flux menstruel chez les anémiques.
Je suis persuadé que l'abondance des menstrues dans les pays civilisés n'est ni naturelle ni nécessaire, et que, dans bien des cas,
elles constituent une grande perte pour l'organisme : aussi ai-je
essayé de la diminuer et j'y ai trouvé quelque avantage. Les remèdes
internes, tels que l'ergot et l'acide tannique, produisent peu d'effets :
les bromures sont plus efficaces, mais à la condition de les administrer à haute dose et d'une façon continue, ce qui, naturellement,
est nuisible pour des malades affaiblis et neurasthéniques.

J'ai suivi la méthode qui a donné de si bons résultats à Lowen-
thal, de Lausanne (1) ; je conseille de grandes injections chaudes
données deux fois par jour dès l'apparition des menstrues.

---

(1) *Revue de thérapeutique*, 1888, cité par Gehrung *in American Journal of obs-
tetrice*, 1888, p. 1138.

J'obtiens ainsi une diminution du flux comme abondance et comme durée.

Dans certains cas ou devra employer la méthode de Gehrung, de Saint-Louis, qui applique un tampon vaginal pour combattre la ménorrhagie excessive qui débilite tant de femmes.

V. — DE L'EXERCICE.

Bien des neurasthéniques vous disent qu'ils font assez d'exercice en travaillant chez eux ou en allant à leurs affaires; ceci est une grande erreur. Ces malades sont fatigués, même épuisés quelquefois par leurs travaux, mais ils n'ont pas d'exercice physiologique. Je ne puis, dans ces leçons, étudier la valeur des différentes formes d'exercice, soit d'une action musculaire simple, soit d'un travail compliqué. Je vous dirai seulement que, par ce mot exercice, j'entends le travail de certains groupes musculaires agissant dans un but local ou général déterminé; j'ordonne, presque toujours, la marche, sauf aux malades qui présentent des lésions utérines ou ovariennes graves; d'ordinaire, c'est une promenade après le premier déjeuner, en partie comme exercice, en partie pour obliger les malades à respirer un peu d'air frais après avoir été enfermés. Bien des femmes intelligentes ne s'aperçoivent pas qu'elles sont restées enfermées chez elles depuis 6 ou 7 heures du soir jusqu'à 1 ou 2 heures de l'après-midi; il y a pareillement beaucoup de malades qui ne peuvent pas manger au premier déjeuner et qui ne savent pas comprendre qu'elles n'ont pas pris de nourriture utile pendant dix-huit heures.

La marche et les autres exercices doivent aller jusqu'à une légère fatigue mais non jusqu'à l'épuisement; nous devons ici nous en rapporter aux malades. Souvent on devrait prendre, après la promenade, une tasse de bouillon ou de lait chaud et se coucher pendant une demi-heure.

Je recommande tout spécialement de faire des inspirations profondes : le malade sera presque déshabillé ou vêtu d'un vêtement très lâche; il sera debout, les deux bras croisés sur sa poitrine, puis il étendra les bras horizontalement, son thorax se dilatera ainsi peu à peu et sa respiration, lente, profonde, remplira sa poitrine, qu'il devra distendre le plus possible; la bouche sera largement ouverte. Ce mouvement, bien exécuté, est très fatigant;

aussi six à huit inspirations deux fois par jour sont-elles suffisantes. Pratiqué régulièrement soir et matin, pendant des mois, ce simple exercice donne des résultats remarquables, la poitrine s'agrandit, la respiration devient normalement thoracique et l'état général se trouve amélioré.

La gymnastique systématis·e serait excellente si nous avions toujours des maîtres compétents, malheureusement la plupart des instructeurs ignorent les principes de la gymnastique physiologique; ils fatiguent leurs élèves et développent des muscles qui n'ont pas de valeur au point de vue hygiénique. Si vous envoyez un malade au gymnase, ayez bien soin d'indiquer les exercices qui lui sont nécessaires (1).

Je vous parlais, il y a un instant, de l'utilité de l'air frais pour les neurasthéniques, je vais ajouter quelques mots à ce sujet.

Les malades qui ne peuvent quitter leur chambre, soit parce qu'ils sont gravement atteints, soit parce que vous leur avez prescrit le repos, doivent pourtant prendre l'air tous les jours : je recommande alors qu'ils soient bien couverts, qu'on leur mette un bonnet de nuit ou une casquette (s'ils sont couchés) et que toutes les fenêtres restent ouvertes une ou deux fois par jour, pendant dix minutes à une heure. Ceux qui peuvent res'er assis doivent être habillés comme pour sortir, ils doivent avoir leur chapeau, leur pardessus ou manteau, et leurs gants (en hiver). Je fais faire ceci même pendant les hivers les plus rigoureux, et j'obtiens d'excellents résultats.

Vous trouverez des neurasthéniques, qui habitent des chambres très chaudes, ce qui est très mauvais : la chaleur diminue la force nerveuse, et empêche les réactions nécessaires à une bonne circulation. Un thermomètre doit être placé dans la chambre du malade, et je recommande que la température ne s'élève pas au-dessus de 21° centigrades. La meilleure chaleur moyenne pour ces cas est de 18 à 20 degrés. Si les malades ont froid, qu'ils mettent des habits plus chauds, ou qu'on leur mette plus de couvertures, s'ils sont couchés; défendez l'usage de bouteilles ou de sacs d'eau chaude, il diminue l'énergie des nerfs vaso-moteurs et empêche les réactions. Il est souvent utile, pour exciter cette même réac-

---

(1) Ce serait un grand avantage si nous possédions, dans nos grandes villes, des gymnases où se trouveraient des appareils de Zanden, de Stockolm, pour les exercices passifs et demi-actifs : ces appareils permettent une gymnastique très exacte de presque tous les groupes musculaires, sans danger d'épuisement. Leur fonctionnement à Baden, à Wildbod et dans d'autres localités de la Forêt Noire, m'a beaucoup plu (note de 1892).

tion, de faire suivre les lotions froides d'une application d'eau chaude ; mais je crois que l'usage constant de la chaleur, que l'habitude de rester dans une chambre chaude, sont nuisibles.

Les bains généraux, tièdes ou chauds, d'une durée de 10 à 30 minutes rentrent dans mon traitement. J'en fais surtout usage, lorsqu'il y a de l'insomnie avec agitation considérable. Dans certains asiles d'aliénés en Europe, on se sert de ces bains chauds prolongés, quelquefois pendant plusieurs heures, mais sous la surveillance d'un médecin, pour combattre l'excitation de la manie aiguë et chronique, au lieu de la coercition (« restraint ») mécanique ou chimique (narcotiques). J'ai eu lieu d'être satisfait des effets des bains chauds pris à l'heure du coucher dans des cas d'insomnie avec excitation, et dans quelques cas de nervosisme.

Les exercices passifs sont décrits tout au long dans les ouvrages sur le « Rest-Cure » ; ils consistent en une légère faradisation de presque tous les muscles du corps, ou en un massage combiné avec les soi-disant mouvements suédois. J'ai remarqué, depuis longtemps déjà, que les *masseurs* et les *masseuses* fatiguent d'ordinaire leurs malades et cela pour gagner leurs honoraires. Le plus souvent je dis moi-même à l'opérateur combien de temps il doit travailler et, dans chaque cas, je lui fais connaître les rapports qu'il doit y avoir entre les massages et les mouvements passifs. Je vous ai déjà dit, je crois, que je fais presque toujours précéder cette opération d'une rapide application d'eau froide faite avec une serviette, ou un drap mouillé.

DE L'ABUS DE QUELQUES MÉDICAMENTS

DANS LE TRAITEMENT DES NÉVROSES

I. *De l'alcool.* — Je crois que les stimulants alcooliques peuvent jouer un rôle utile dans l'alimentation et la thérapeutique ; mais je pense que ces boissons sont ordinairement employées avec excès, et que nous autres, médecins, nous avons quelquefois poussé inconsciemment bien des personnes sur la pente terrible de l'alcoolisme.

Vous entendrez dire souvent que la manière la plus funeste de se stimuler, celle dans laquelle on boit par « petits coups » ou par « petits verres » des liqueurs fortes, se rencontre plus fréquemment parmi les nations de langue anglaise que sur le continent européen.

Pour moi cette assertion est douteuse, car l'usage journalier de ces boissons est très répandu dans tout le nord de l'Europe et en Suisse. On vous dira aussi qu'il n'est pas malsain de boire aux repas des bières et du vin ordinaire comme on le fait en France, en Allemagne, en Italie et en Espagne. C'est une erreur très dangereuse, car, en réalité, la faiblesse de ces boissons en alcool est compensée par la quantité que l'on en boit; aussi, je crois que les populations de ces pays sont très sujettes à l'alcoolisme léger malgré leur réputation de modération. On y rencontre aussi des maux d'estomac (catarrhe chronique et dilatation), des dyscrasies lithémiques et goutteuses ; je suis donc convaincu que l'on boit beaucoup trop dans tous les pays civilisés. Toutefois il est certain que les « petits verres » de whisky, de cognac, d'anisette, de schnapps, etc., produisent des gastrites, des maladies nerveuses, etc., avec beaucoup plus de rapidité. Dans l'intérêt de la race humaine et des familles dont nous sommes les conseillers, c'est, pour nous, un devoir de nous opposer avec fermeté et franchise à tous les excès alcooliques et de veiller à ce que nos ordonnances ne servent jamais d'excuse ou de tentation à nos malades.

Permettez-moi de préciser : j'ai vu des cas d'alcoolisme se produire chez des femmes et avoir pour point de départ une ordonnance fort imprudente dans laquelle on prescrivait à la malade de boire un peu de liqueur comme apéritif; j'en connais d'autres qui ont contracté l'habitude de boire parce qu'un médecin leur avait conseillé de prendre « une ou deux cuillerées de cognac » lorsqu'elles se sentaient faibles. Le danger d'ordonner des boissons alcooliques, sauf pour un certain temps et sous la plus stricte surveillance, est encouru surtout par les femmes atteintes de gastrite chronique ou d'affections nerveuses.

Dans les maladies aiguës graves, telles que les fièvres, la pneumonie, etc., l'usage de l'alcool à haute dose ne semble pas créer une habitude ou même une nécessité; à mesure que la convalescence se prononce et que le malade prend plus de nourriture, on peut restreindre de plus en plus l'usage de l'alcool et l'on finit par le supprimer.

Dans les névroses l'alcool tend à diminuer l'énergie nerveuse et, dans le cas où il y a faiblesse des nerfs cardiaques et vaso-moteurs, des doses même très petites produisent les symptômes cérébraux de « l'intoxication », ou s'il existe des palpitations elles sont aggravées : tout ceci constitue des contre-indications.

Je voyais en consultation, il y a deux ans, une jeune femme qui disait ressentir ces symptômes, surtout des palpitations accompagnées d'une sensation comme si son cœur tournait sur lui-même, et dont le pouls descendait rarement au-dessous de 110, s'élevait quelquefois à 120 ou 140 et plus, dès qu'elle faisait le moindre effort : elle passait la moitié de la nuit assise ou à demi couchée, tenue éveillée par la crainte de sentir son cœur s'arrêter ; cette crainte et le fait réel que le plus léger exercice produisait des pulsations rapides, l'empêchaient de sortir. Je découvris alors que, en plus d'un traitement bien ordonné, elle prenait, par ordre du médecin, une petite cuillerée « à peu près » de cognac, toutes les trois ou quatre heures, lorsqu'elle se sentait « faible ». Tous ces symptômes disparurent presque complètement lorsque je fis cesser l'alcool et prendre de l'aconitine à la dose de 0,0003, quatre fois par jour ; quelques semaines après, la malade dormait bien et pouvait sortir à pied ou en voiture.

Le diagnostic de l'alcoolisme chronique dans la clientèle privée n'est pas facile, surtout chez les femmes ; souvent même il n'est possible de le faire qu'après avoir observé le malade pendant un certain temps. Vous pourrez alors, grâce à des questions adroitement répétées, faites au malade ou à son entourage, apprendre peu à peu quelle est la quantité qui est bue chaque jour et depuis combien de temps l'habitude existe. Une garde-malade adroite et qui a du tact peut rendre ici de grands services. Vous serez étonnés de la lumière que ces observations patientes jetteront sur certains cas obscurs de votre clientèle. Les malades ne mentent peut-être pas autant au sujet de l'alcool qu'à propos de l'opium ou de la morphine; ils avouent, mais ils font des efforts inimaginables pour vous persuader qu'ils boivent avec modération.

Je vous en supplie, Messieurs, n'ordonnez l'alcool, surtout aux femmes, qu'en prescrivant des mesures exactes et supprimez-le le plutôt possible. S'il y a anémie ou subnutrition, donnez un peu de bordeaux ou de bourgogne au moment du repas : vous aiderez ainsi les processus de nutrition qui contribuent à faire le sang et la chair. Lorsqu'il y a un élément lithæmique ou goutteux le stimulant le moins nuisible est le « whisky » ou le genièvre « gin » très dilué, au moment de manger. Les boissons fortes prises avant les repas sont certainement nuisibles, elles paraissent donner de l'appétit, mais ce n'est qu'une sensation locale due à une irritation intense et une hypérémie gastrique. Je vous en prie, encore, n'ordonnez jamais l'alcool sans précaution (1).

II. *De la morphine et des préparations opiacées.* — Vous vous faites certainement une idée plus nette du danger de ces remèdes; et cependant la responsabilité des médecins est encore plus grande vis-à-vis des morphinomanes. Pas plus tard que cet hiver, j'ai vu un cas dans lequel cette funeste habitude était née

---

(1) Depuis que ces leçons ont été faites j'ai vu un cas qui prouve d'une manière frappante combien est responsable le médecin qui ordonne de l'alcool. Une femme de 40 ans vint de très loin me consulter au sujet des restes d'une attaque de paralysie. Elle avait eu, cinq ans avant, quelques symptômes de phtisie et un médecin éminent de sa ville lui avait ordonné de prendre plusieurs fois par jour du whisky: petit à petit elle arriva à en prendre quatre litres et plus par mois ; il y a un an elle eut une grossesse accompagnée de vomissements rebelles et fut « obligée » de ne se nourrir que de whisky (8 à 12 litres par mois). Il paraît que le médecin n'essaya même pas de supprimer cette habitude.

Elle avorta au septième mois et les vomissements cessèrent ; pendant quelques semaines, elle prit très peu de stimulant. Mais en octobre 1889 elle recommença et but jusqu'à 4 litres par semaine ; remarquez qu'elle ne fut jamais ivre, que sa mémoire n'est pas affaiblie et que sa phtisie paraît enrayée. En novembre et décembre de la même année, elle ressentit de l'engourdissement et elle eut de l'anesthésie des doigts et des avant-bras, des orteils et des jambes, ce qui fut bientôt suivi d'une paralysie atrophique presque généralisée; c'était une névrite multiple. L'amélioration commença en février 1890 avant même que l'on réduisît la dose de whisky (!), elle a continué depuis. Il y a trois semaines environ un de mes confrères lui fit cesser l'usage de cette liqueur et l'amélioration a été plus rapide. Aujourd'hui elle est presque guérie, se sert de ses mains et marche avec une canne. Les muscles ont regagné leur volume et leur fermeté, mais le reflexe rotulien est toujours absent ; son urine contient malheureusement de l'albumine et des cylindres car le whisky a produit un commencement de cirrhose rénale. Quelle terrible leçon que ce cas !

à la suite d'une piqûre faite par un médecin de campagne en tournée pour soulager une douleur d'intensité médiocre; ce praticien n'a probablement jamais pensé à ce cas isolé de sa longue pratique. Sachez, Messieurs, que ces remèdes n'ont presque aucune efficacité dans les névroses et qu'ils augmentent, au contraire, les souffrances des malades atteints de migraine, d'hystérie et de neurasthénie. J'ai, dans mes notes, des observations de migraines qui, par l'usage de morphine à doses progressives, passèrent du type ordinaire avec attaque tous les 15 ou 30 jours, au type hebdomadaire, puis quotidien : en d'autres termes les malades devinrent sujets à des maux de tête continuels que les piqûres seules pouvaient rendre tolérables, du moins à ce que croyaient les malades. C'est une des règles immuables de ma pratique de ne jamais donner la morphine contre les céphalalgies habituelles et chroniques; je le dis aux malades dès le début du traitement et je les traite avec plus ou moins de succès par les autres remèdes. Il en est de même pour les douleurs fulgurantes du tabes, car le morphinisme s'établit très facilement; dans ces cas les malades atteints de ces deux affections, qui ont essayé de la morphine, disent avec emphase que les souffrances du morphinisme sont beaucoup plus cruelles que la douleur de la maladie primitive. Je fais quelques exceptions pour le tabes; il y a des crises qui sont si terribles, si intolérables, qu'après avoir essayé le chloral, le sulfonal, etc., je me vois obligé de faire cesser l'attaque par une ou deux piqûres que je fais toujours moi-même.

Il est certainement, parmi vous, des médecins qui ont été étonnés de la quantité de morphine que peut supporter une femme dans une attaque aiguë d'hystérie : le remède n'a alors aucun effet et je crois même qu'il augmente la souffrance. Dans ces cas vous serez surpris aussi de l'heureux effet des injections sous-cutanées de 0,0006 à 0,0025 d'hyoscyamine cristallisée; l'attaque est presque toujours arrêtée, la malade se calme et dort. Un des grands avantages de cette substance est que le sujet ne s'y habitue pas : je puis vous le certifier, ainsi que pour l'aconitine, d'après une longue expérience.

Il existe des affections nerveuses dans lesquelles l'emploi de la morphine est excusable et nécessaire, ce sont des affections aiguës telles que : la périnévrite, les douleurs causées par des tumeurs, des formations syphilitiques intra-craniennes (ordinairement calmées par l'antipyrine et le chloral) et enfin quelques cas de mélancolie. Lorsque vous donnerez alors de la morphine, je vous recommande de faire les piqûres vous-mêmes ou de les faire faire par un de vos confrères, de vous fier rarement au garde-malade et de ne jamais permettre au malade de se les faire lui-même ; il est criminel, je crois, de donner une seringue à un malade. Si vous agissez ainsi vous pourrez facilement diminuer les doses lorsque vous jugerez à propos et susprendre l'emploi du médicament dès que la guérison sera établie. Dans certains cas, dans la mélancolie, par exemple, vous cacherez au malade ce que vous lui injectez, le mensonge est ici permis, ou bien vous lui direz franchement que vous ne voulez pas qu'il sache ce que vous lui donnez. Le plus grand danger consiste à faire savoir au malade le nom du médicament qui l'a si agréablement soulagé.

L'usage constant de la morphine peut devenir nécessaire dans le cancer, ou la phtisie avec complications douloureuses, etc.; mais, même dans ces cas, vous ne donnerez pas la seringue au malade.

Un dernier avis : si vous songez à donner de la morphine dans une sciatique aiguë, un cas de tabès, une affection intra-cranienne, ne vous en rapportez pas au dire du malade sur l'intensité de la souffrance, apprenez à la contrôler vous-même par d'autres indices, tel que la physionomie, la perte de sommeil, l'amaigrissement, etc. Plus d'une malade vous dira que sa douleur est intolérable tandis que sa figure est reposée, son attitude normale, et d'autres personnes vous apprendront alors qu'elle dort assez bien.

Pour calmer des douleurs locales (non la migraine ou la névralgie faciale) on devrait employer plus souvent les injections hypodermiques *loco dolenti* de substances inoffensives; on fera de fortes injections (de 1,5 à 2) d'eau très chaude ou très froide, de petites injections d'une solution à 2 ou 4 0/0 d'acide phénique. d'une solution de sulfate de quinine (0,12 à 0,20 dans 2 d'eau), d'acide osmique (0,30 à 0,40 d'une solution à 1 0/0), de cognac et d'eau à parties égales. J'ai obtenu ainsi d'excellents résultats plus ou moins durables. Ajoutez à ceci l'antipyrine à la dose de 0,30 à 0,50 dans 3 ou 4 fois son volume d'eau (1).

On soulagera également les douleurs locales par les divers irritants externes, principalement par le chlorure de méthyle qui est très efficace dans les douleurs anciennes. Je vous répète encore une fois de tout essayer avant d'employer la morphine dans les névropathies et surtout chez les femmes. Notre responsabilité

---

(1) Beaucoup d'autres substances ont été employées comme irritants près du nerf malade. Le principe de ce traitement a été énoncé pour la première fois par Luton *in Archives générale de médecine*, octobre et décembre 1863 et t. II., p. 533, 1873.

est très grande, messieurs, en ce qui concerne l'abus de l'alcool et de la morphine.

III. *Des bromures.* — Presque tous les mois j'observe quelque malade qui souffre par le fait de l'emploi intempestif de ces sels, et je suis ainsi porté à croire que ceci est un abus très répandu chez nous.

Le plus souvent on a prescrit les bromures contre un état nerveux ou contre l'insomnie sans penser aux autres indications présentées par le malade : on a diminué la force cardiaque, la tension artérielle ; on a produit de l'embarras gastrique, et on a augmenté la neurasthénie. Je sais, par expérience, que les bromures sont rarement utiles contre l'insomnie. Ne les donnez que s'il y a une grande excitation avec pléthore, ou bien encore s'il ya une irritation périphérique intense (ordinairement sexuelle). D'ordinaire les symptômes indiquent l'affaiblissement de la circulation cérébrale, une tension artérielle trop faible, une nutrition appauvrie. Les stimulants et les toniques, une nourriture plus forte, l'exercice physique et le repos mental réussissent bien. Ne donnez pas les vrais narcotiques, si ce n'est de temps en temps et lorsque le sommeil ne dure pas quatre heures. J'ajoute que les bromures n'ont pas comme on le croit, une action hypnotique. Chacun de nous pourrait prendre ce soir 30 grammes de bromure de sodium et son sommeil ne serait pas modifié : l'effet sédatif se montrerait seulement dans un jour ou deux. L'idée que les bromures sont hypnotiques vient de ce que leur usage continu à fortes doses détermine un état de stupeur léthargique et même demi-comateux ; ceci diffère du vrai sommeil et doit être dû à une altération profonde de la nutrition de la substance corticale du cerveau : la preuve en est que, si vous interrompez l'emploi d'un vrai narcotique, le malade ne dort pas la nuit suivante, tandis que, si vous cessez les bromures, il s'écoule une ou deux semaines avant que son état redevienne normal.

Dans deux autres cas encore les bromures sont prescrits inutilement : dans les malades mentales (la mélancolie, la manie, les délires d'origine toxique) et dans l'hystérie. Tous les symptômes de la mélancolie contre-indiquent les bromures et indiquent les toniques, les stimulants ainsi que les vrais narcotiques. Dans la manie, même en apparence sthénique, les résultats ultimes sont mauvais ; dans l'hystérie, les névralgies, les spasmes, les paralysies et l'émotivité sont aggravées (1). Ceci est si vrai, que le bromure peut être

---

(1) Faisons exception pour la folie et l'hystérie, si l'excitation sexuelle est un des principaux symptômes ; cet état est calmé par les bromures à haute dose et

employé comme moyen de diagnostic entre les convulsions épileptiques et hystériques.

Les états morbides avec lesquels des imaginations fertiles
ont constitué « l'hypérémie cérébrale », « maladie » qui tient une
grande place dans notre nosologie depuis vingt ans et que l'on ne
fait que commencer d'étudier et de classer en types cliniques plus
vrais, ont été traités par les bromures ; cette « maladie » est de
création toute théorique et son traitement a été dicté par des
déductions, correctes en apparence, mais tirées d'une prémice imaginaire. On sait aujourd'hui que beaucoup de ces cas, que j'ai nommés
provisoirement « paresthésies de la tête », dont les symptômes les
plus fréquents sont des sensations de plénitude, de constriction,
d'engourdissement, de vide et de douleur dans la tête ; un sommeil
imparfait, un état nerveux ou hystériforme ; de l'injection du visage,
avec refroidissement des extrémités ; de l'asthénopie, du tintement
d'oreilles ; de la perte apparente de la mémoire, etc., sont causés
par la fatigue oculaire (surtout s'il y a des symptômes occipitaux très marqués). Ces symptômes sont encore causés par
la lithæmie, la dyspepsie, et quelquefois par l'insuffisance
cardiaque ou par une lésion valvulaire. Nous ne pouvons pas
encore faire une analyse complète et définitive de ces différents
groupes morbides, mais on croit beaucoup moins aujourd'hui à
leurs origines hypérémiques ou cérébrales. Pratiquement les bromures n'apportent qu'un soulagement passager à quelques-uns
de ces cas et ils en aggravent beaucoup d'autres, c'est dans cette
catégorie que j'ai vu se produire un cas de bromisme sérieux.

En 1884, je vis un des hauts personnages d'une banque de l'État
de New-York, qui paraissait atteint de démence paralytique. Stupide et oublieux, parlant lentement et difficilement, il employait
souvent des mots impropres ou ne trouvait pas ses expressions ; il
avait des tremblements des mains et de la langue (mais non des
muscles de la face), il était faible, marchait en chancelant ; les
réflexes rotuliens étaient exagérés. Il ne présentait pas les idées de
grandeur des paralytiques généraux ; les pupilles étaient normales.
La parole ne présentait pas les défauts spéciaux de cette affection.
J'appris que, quelques semaines auparavant, il avait eu des douleurs occipitales et de la fatigue cérébrale, et on lui avait donné de
fortes doses de bromure, qu'il avait continué à prendre, malgré
l'apparition de nouveaux symptômes, presque jusqu'au jour où il

---

l'adjonction de la digitale peut empêcher certains effets déprimants déterminés
par le médicament.

vint à New-York. Je fus obligé de rechercher ces faits par des questions réitérées : les symptômes qu'il présentait, son haleine fétide, m'avaient fait soupçonner le bromisme. L'amélioration ne parut qu'après dix jours d'un traitement tonique et stimulant, mais le malade fut guéri en trois mois et n'eut pas de rechute.

J'ai vu le délire de l'alcoolisme aigu transformé ou compliqué d'un délire bromique avec hallucination par l'emploi excessif des bromures : la langue était très chargée et brunâtre, l'haleine fétide, le cœur faible, l'état général d'apparence typhoïde.

En 1879, je traitai, avec succès, une manie hallucinatoire aiguë avec état typhoïde survenu à la suite de l'administration de fortes doses de bromure données pour une « hypérémie cérébrale » par un médecin distingué, qui, après que la malade fut retournée chez elle, lui ordonna encore des doses plus fortes.

J'ai vu depuis dix ans deux cas dans lesquels les bromures prescrits pour des douleurs et de l'excitation causées par une otite suppurée, avaient produit des symptômes qui ressemblaient beaucoup à ceux d'une inflammation intra-cranienne. Le second de ces cas, que je vis l'année dernière, fut près d'être trépané; il est si instructif que je vais vous le relater tout au long : un homme d'une quarantaine d'années, demeurant dans un État de l'Ouest, eut une attaque d'otite moyenne suppurée, dont le cours fut assez normal; la suppuration cessa le dixième jour. Son médecin lui donna du bromure pour une douleur assez forte qu'il éprouvait derrière l'oreille ; les symptômes locaux diminuèrent mais le malade devint stupide, irritable, et s'affaiblit. Puis il entra dans un demi-coma avec agitation et délire nocturne; sa langue était chargée, son haleine fétide, ses forces diminuaient. La parole était lourde et la douleur d'oreille existait parfois. Pas de phénomènes paralytiques ou convulsifs: pas de fièvre, on nota seulement une élévation de 1° lorsqu'il vint à New-York. Après le voyage, le pouls diminua pendant un jour, mais il était d'ordinaire de 100 à la minute.

Un auriste distingué, consulté par correspondance, émit l'avis que c'était une inflammation intra-cranienne, et conseilla d'amener le malade à New-York; il le vit en consultation avec un excellent chirurgien et persista dans son idée. Le résultat fut que l'on pratiqua une opération exploratrice dans la région mastoïde qui fut trouvée normale. Quatre jours après je vis ce malade, sur la demande du chirurgien qui, heureusement, était un de ceux qui ne négligent rien avant de pratiquer une opération dangereuse. Je ne pus voir le malade dès qu'on me demanda, si bien que son médecin, perdant patience, pria un spécialiste en maladies nerveuses de l'examiner :

j'ai pour ce spécialiste et pour ses connaissances et son habileté cliniques le plus grand respect. Il fut très positif, déclara qu'il existait un abcès du cerveau, et conseilla aussi une opération immédiate. Je vis le malade le lendemain, sa lésion de l'apophyse se cicatrisait, il était un peu moins comateux. Je me fis raconter le cas, j'examinai le malade et je ne trouvai pas de symptômes positifs de lésion cérébrale. Il n'y avait eu qu'une seule fois de la lenteur du pouls (66 P.) et cela après un voyage fatigant : il était alors de 75 à 90 à la minute ; la température était toujours restée à peu près de 37,2. Sa stupeur, son délire bizarre, sa faible tension artérielle, sa langue chargée, l'odeur de son haleine, me firent soupçonner le bromisme.

J'interrogeai sa femme et son médecin et je découvris, chose ignorée jusque-là, que l'on avait donné au malade jusqu'à 2 grammes de bromure de sodium toutes les deux heures et cela jusqu'à son départ pour New-York, c'est-à-dire cinq ou six jours avant ma visite. Il en avait donc pris en tout 50 à 65 grammes. Je fus d'avis que là était la cause des symptômes, je déconseillai la trépanation et le malade prit de la digitale, de la caféine, de la noix vomique, de l'alcool et du fortifiant. Deux jours après il allait mieux et fut guéri en deux semaines. Il n'a plus rien eu depuis. C'est donc un cas d'otite simple avec production artificielle d'une autre maladie simulant la plus dangereuse conséquence de l'otite.

Méfiez-vous aussi des bromures dans la névrose traumatique (forme neurasthénique ou forme hystérique). Page (1) a dit le premier que, dans ce cas (railway-spin), bien des symptômes sont aggravés, que d'autres sont surajoutés par l'effet déprimant des bromures sur la vitalité et la volonté. Je vous donne cet avis et je vous avoue que je suis très surpris que l'un de nos meilleurs auteurs ait traité légèrement ce sujet en parlant du « railway-spin » (2). Je crois que ces cas guérissent sous l'influence de la strychnine et s'aggravent par l'usage des bromures, même lorsqu'ils soulagent en apparence.

Je pourrais vous citer bien d'autres cas dans lesquels le diagnostic a été rendu difficile par un état de bromisme grave produit par un traitement bromuré excessif et irréfléchi. Dans un cas la mort s'ensuivit et l'on avait pourtant donné le bromure pour guérir des paresthésies cérébrales que l'on croyait produites par une « hypérémie ».

---

(1) *Injuries of the spine*, 2⁰ édition. Philadelphie, 1885, p. 202.
(2) P. C. Knapp. *Boston medical and surgical Journal* novembre 1888.

Pour terminer, Messieurs, je vous engage à ne pas prendre l'habitude d'ordonner à vos malades du bromure pour toutes sortes de symptômes nerveux et surtout de ne pas le donner à trop fortes doses à moins d'indications spéciales. Soyez toujours en garde contre le bromisme, et croyez avec moi, ce que j'ai enseigné depuis plus de douze ans (1), que « je considère l'épilepsie comme étant la seule maladie dans laquelle nous ayons le droit de produire délibérément un certain degré de bromisme ».

---

(1) *The abuse and use of bromides. Journal of nervous and mental Diseases.* J. 1877. *Opera minora*, p. 226.

Les *Opera minora* citées dans ces leçons sont une collection en un volume des articles, leçons et discours de l'auteur depuis 1866 jusqu'à 1882, publiés par MM. Putnam et Cie, de New-York, en 1883.

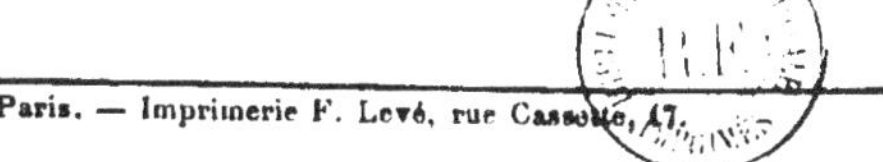

Paris. — Imprimerie F. Levé, rue Cassette, 17.